LE
CABINET DE TOILETTE

DU MÊME AUTEUR

LE CABINET

DE

Toilette

PAR

La Baronne STAFFE

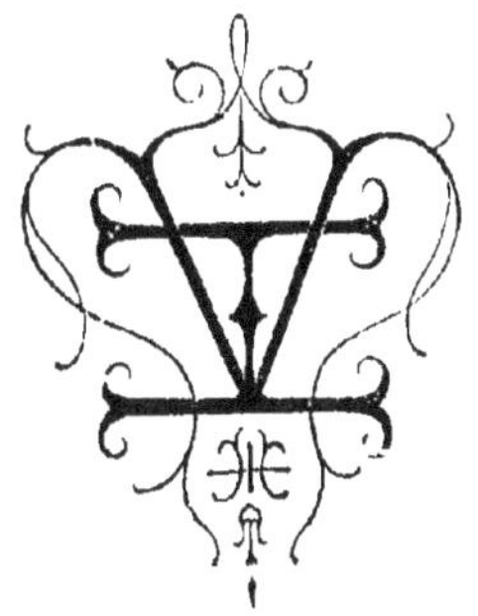

PARIS

VICTOR-HAVARD, ÉDITEUR

168, BOULEVARD SAINT-GERMAIN, 168

—

1891

LE SANCTUAIRE DE LA FEMME

Il y a toujours une ou plusieurs pièces de la maison où la femme imprime sa marque particulière, qui sont faites à sa ressemblance morale et physique.

C'est le salon intime où elle vit de la vie intellectuelle et artistique, où elle jouit de la vie sociale dans sa plus haute expression : affections d'élection, amitié, sympathie. C'est sa chambre à coucher où se concentrent les souvenirs du bonheur familial : tendresse maternelle et tendresse conjugale. Enfin, c'est le saint des saints, le cabinet de toilette où elle n'admet pas de profanes, dont elle éloigne les plus chers; où les gens superficiels supposent qu'elle se complaît dans l'admiration de ses perfections comme quelque Boudha du ciel hindou, où d'autres s'imaginent qu'elle s'adonne aux pratiques de sorcellerie, pour rester ainsi étonnamment jeune et jolie, et où, certainement, elle médite de captiver ou de retenir le cœur d'un homme, en cultivant ses dons physiques.

Qu'elle s'arme là pour les combats de vanité ou qu'elle y lutte pour le bonheur, en défendant sa beauté contre les attaques du temps et les fatigues de la vie, ce lieu la révèle tout entière. Il peut être luxueux et, cependant, rester chaste comme une pensée de jeune fille; ou simple et témoigner pourtant des ressources d'une coquetterie infernale. C'est là que la femme est vraiment femme, selon sa nature aimante ou dominatrice, mais c'est là que toutes montrent comme elles comprennent l'importance des soins réclamés par le corps humain; c'est là qu'on voit, qu'à force de volonté, la femme arrive à se débarrasser des défectuosités qu'elle peut avoir apportées en naissant, qu'elle parvient à les atténuer, au moins.

Je ne parlerai pas des femmes qui ont besoin d'être adulées par tous, qui rêvent de faire traîner leur char par la foule d'hommes sans valeur qu'un regard provocant entraîne, de ces femmes qui, égarées par un désir perverti de plaire, empruntent leurs forces aux secrets des empiriques et marchent ainsi sûrement vers une vieillesse prématurée et un enlaidissement certain. Je n'entrerai pas dans ce sanctuaire où règne une fausse idole et le mensonge hardi.

Je ne connais que la femme soucieuse de conserver l'amour de celui que son cœur a choisi, du compagnon de sa route terrestre ; la femme qui prétend, justement, rester séduisante aux yeux du père de ses enfants, qui veut garder, en sa maison, le chef de la famille et qui demande, aux enseignements du bon sens, les moyens de préserver, pour un seul, les charmes qui lui ont été départis. Celle qui comprend la saine coquetterie, je dirai la sainte coquetterie ; celle qui a entendu Dieu lui murmurer à l'oreille : Pare-toi, reste belle, pour faire les délices des yeux et du cœur de celui qui sert d'appui à ta faiblesse adorable, et avec lequel tu dois continuer la longue chaîne des ancêtres. Tu as la mission de plaire et de charmer, tu es l'idéal dans cette rude vie de l'homme, ne tombe pas du piédestal où je l'ai placée.

La femme qui sait ces choses, qui a écouté la voix intérieure, fait de son cabinet de toilette un sanctuaire dont personne, pas même l'époux aimé, surtout l'époux aimé, ne franchit le seuil, quand elle se livre aux pratiques du culte de sa beauté, pratiques dures parfois. Non pas qu'elle ait de vilains secrets à cacher, non pas qu'elle craigne qu'on y découvre des artifices ou qu'on y perde le respect, mais mue, en cette sévère loi d'abstention, d'abord par un sentiment exquis de décence, ensuite par un instinct de coquetterie bien entendue.

Si jolie, si poétique, si gracieuse que l'on soit, on n'échappe pas à la fatalité du réalisme en procédant à sa toilette. Tenez, rien qu'un petit exemple : une femme en train de frisotter ses cheveux, ses propres cheveux, ne sera pas à son avantage, pourra paraître ridicule, même. Or, les trivialités de l'existence nous font toujours perdre un peu de notre prestige aux yeux de ceux qui nous aiment le mieux, le plus. N'étalons donc pas le prosaïsme de la vie aux regards les plus prévenus en notre faveur, nous risquerions de déchoir. Il est inutile de rappeler à l'esprit que, déesse à certaines heures, on n'est, en d'autres moments, qu'une petite bonne femme comme toutes les autres.

Le mari doit nous trouver toujours fraîche, belle, douce comme une fleur, mais il faut qu'il nous croie parée, comme les grands lis, de par une magie divine et naturelle. Il est bon qu'il ignore que notre beauté s'acquiert ou se conserve aux prix de mille soins, qu'il ne se doute pas que l'on possède des moyens pour s'embellir, moyens innocents, j'en conviens, mais qui le feraient peut-être railler et sourire.

S'il est nécessaire de se contraindre ainsi et sans cesse, diront quelques femmes, le mariage est donc un esclavage.

Le sans-gêne, le laisser-aller en font un enfer.

Eh quoi! on s'astreint à mille soins, on subit la gêne, la contrainte pour édifier, assurer sa fortune, et on ne prendrait aucune peine pour garantir son bonheur! Vous commandez à vos lèvres de sourire, à votre visage de rester impassible, vous vous maniérez enfin, pour plaire à des connaissances banales, à l'étranger rencontré, à l'inconnu coudoyé, et vous hésiteriez à prendre des habitudes de bon goût pour vous attacher à jamais celui que vous adorez... ou celle (car je m'adresserai aux hommes aussi) qui détient, entre ses mains frêles, votre bonheur et votre honneur!

Envisagez un peu la question sous ce point de vue et la pratique de mes petites règles vous deviendra facile et légère, comme, tout à l'heure, vous voudrez profiter des conseils détaillés qui vont suivre.

Mais revenons un peu à ce que nous disions. Je ne comprends pas qu'une femme un peu forte, aux jambes engorgées, aux chevilles gonflées, soit assez ennemie d'elle-même pour se promener sous les yeux de son mari en jupon court. Après lui avoir offert ce spectacle, elle se fâchera s'il se plaît à suivre de l'œil les ondulations du corps élégant et souple d'une femme longue et mince.

J'ai vu une jeune femme réunir ses rares et courts cheveux au moyen d'un *cordon* graisseux, de manière à leur faire offrir l'aspect d'une horrible petite queue, d'un petit balai même. Elle se plaignait ensuite de l'admiration que son mari exprimait en apercevant une longue et abondante chevelure.

Eh ! Madame, il fallait dissimuler vos imperfections. Ce n'est pas mentir, car on n'est jamais obligé de montrer ses défauts. Au fond, votre mari avait peut-être été blessé de votre insouciance à lui plaire, à lui cacher vos petites disgrâces. Sur ce point, l'homme aime à être trompé et il a raison. Qu'est-ce que la vie, qu'est-ce que l'amour, sans quelques illusions?

J'ai même bien envie de dire à l'autre moitié de l'humanité qu'elle sait, encore moins que la plus belle, conserver le prestige dont l'entoure souvent un naïf amour de fiancée, et que cette irréflexion qui distingue l'homme en ces circonstances, est tout à fait coupable.

Il faut toujours faire de son mieux, c'est-à-dire prendre quelques peines, autant, plus peut-être.

pour conserver que pour obtenir. Cela s'entend du bonheur désiré et du bonheur possédé. Je veux aussi parler des dons de nature et de ceux qui ont été acquis.

J'ai la conscience que, dans cet ordre d'idées, le livre que j'ai écrit pourra être utile aux honnêtes femmes qui veulent être heureuses et rendre heureux l'être qui leur est cher parmi tous.

Le sexe fort y trouvera également, je l'espère, plus d'une indication dont il pourra faire son profit et, si je l'ai arrêté au seuil du sanctuaire féminin, j'ai cependant pénétré dans le retiro où il *s'adonise* quelque peu, si dénué de coquetterie qu'il se prétende. Je ne puis au reste que le louer de prendre soin des dons moins délicats, mais bien réels aussi, qui lui ont été faits par la généreuse nature.

Baronne Staffe.

(Morsang-sur-Orge, 21 mars 1891.)

PREMIÈRE PARTIE

AGENCEMENT ET AMEUBLEMENT

CABINET DE TOILETTE

LE CABINET DE TOILETTE

Son Ameublement.

Le cabinet de toilette sera coquet autant que confortable, chez toutes les femmes du monde, si leur position de fortune le leur permet ; simplement confortable si elles doivent se priver de luxe, mais cette partie de la maison ou de l'appartement sera pourvue, au moins, de toutes les choses commodes et nécessaires pour procéder à une toilette soignée.

Au chapitre de la salle de bains, je donnerai la description d'un cabinet où l'on prend en même temps ses bains. Mais ici je veux m'occuper du cabinet de toilette proprement dit.

Les marquises du xviiie siècle, qui se livraient à des ablutions encore restreintes, faisaient peindre par Watteau, Boucher, Fragonard, etc., le cabinet, où elles recevaient du reste leurs amis, pendant qu'on les peignait, poudrait et *mouchetait*. Aujourd'hui, on n'oserait exposer des fresques aussi délicieuses, des plafonds aussi exquis aux vapeurs de l'eau tiède ou chaude, à l'humidité de l'eau froide employée abondamment.

Quelques cabinets ont leurs murs entièrement revêtus de faïences bleues, rosées ou vert d'eau. C'est clair, c'est très propre, c'est un peu froid à l'œil. On préfère, en général, les tentures. Il les faut de teintes neutres ou très douces, pour ne pas faire tort aux couleurs des toilettes. Très souvent les soies claires ou vives sont recouvertes de tulle ou de mousseline, pour atténuer leur ton et préserver en même temps leur texture de l'effet des buées.

On cache aussi les murailles sous des cretonnes à grandes fleurs, sous des toiles de Jouy, mais l'étoffe de coton ou de fil a toujours un peu de sécheresse et ses grands dessins éclatants empêchent que la toilette ne paraisse dans toute sa valeur, c'est-à-dire ne soit le seul point où la lumière s'attache, que l'œil perçoive.

J'aimerais un cabinet bleu, ciel de mai, ou lilas, colchique d'automne, sous du tulle point d'esprit. Ces tentures, sur lesquelles toutes les robes se détacheraient bien, seraient retenues sous des entre-deux de dentelle.

Sur le parquet un tapis perle, semé de roses, ou perle et lilas.

Du plafond doit tomber un petit lustre dont on allume les bougies pour les toilettes du soir. Ces bougies, qui ne doivent pas s'égoutter sur les robes de velours ou de brocart, s'enfoncent bien entourées de bobèches-fleurs en cristal coloré.

Une ou deux grandes fenêtres éclairent ce cabinet. Leurs vitres dépolies sont couvertes de jolis dessins et de grands rideaux de soie et de tulle, bordés d'un volant de dentelle, les drapent amplement.

Les accessoires indispensables.

Il faut deux toilettes, en face l'une de l'autre, de dimensions différentes, mais de même forme.

La plus grande sert aux menues ablutions. Elle est munie d'une aiguière et d'une cuvette en porcelaine ou en argent, choisies avec le goût qui nous distingue aujourd'hui. La toilette est drapée comme les murs. On la surmonte d'une tablette sur laquelle on dispose les flacons d'eaux de toilette, les vinaigres, les dentifrices, les élixirs, le verre

qui sert aux lavages des dents, etc., etc. Flan-
quant la cuvette, le porte-savon, ou la boîte-à-
savon, la boîte à brosses, etc., etc.

L'autre toilette, plus petite, est surmontée d'un
miroir, qui se balance et qui s'encadre d'une ruche
de satin et de dentelle. Elle est garnie comme la
première. C'est là qu'on se fait coiffer. Aussi est-
elle munie de tout ce qui sert à la chevelure. Les
boîtes contenant les épingles, le grand coffret où
l'on enferme les peignes, les brosses, dont l'élégance s'assortit à celle du cabinet tout entier. C'est
là aussi qu'on trouve les fines-eaux de senteur, les
huiles ou pommades, les boîtes à poudre, à houppes,
etc., le nécessaire pour la toilette des ongles, etc.,
etc. Des torchères avançant très loin sont fichées
des deux côtés de cette toilette.

Une cheminée occupe le fond de la pièce, face
aux fenêtres. On y place tout simplement une pen-
dule de Saxe ou une jolie terre cuite avec des vases
pleins de fleurs renouvelées souvent, ou seulement
une corbeille remplie de roses.

Sur un des côtés de la cheminée, une chaise
longue en lampas bleu ou mauve, largement broché
de blanc, puis de-ci de-là, quelques poufs et pliants
dorés, recouverts d'étoffes soyeuses, de nuances
tendres.

De chaque côté de la petite toilette, une armoire. L'une est à trois panneaux de glace (l'armoire à glace est exilée des chambres à coucher un peu artistiques). C'est dans ces portes disposées en conséquence (celle du milieu étant fermée, les deux autres ouvertures vous enfermant dans un triptyque), que l'on juge, sur toutes ses faces, de l'effet de sa coiffure et de sa toilette.

L'autre armoire, laquée comme l'armoire à glace, du reste, a des portes de bois, sur lesquelles un peintre a jeté des traînées de fleurs. On y renferme toutes les provisions de son, d'amidon, de poudre, de pâtes, de savons, etc., etc.

Les brocs, les seaux, etc., sont invisibles. On n'aperçoit non plus ni robes, ni objets de toilette. Tout cela est dissimulé, rangé dans des cabinets spéciaux — mais voisins — ou dans des placards. Si le cabinet n'est pas flanqué d'une salle de bain, le *tub* — dont nous parlerons plus loin — y est apporté chaque jour pour le bain à l'éponge que l'on prend journellement, à défaut du grand bain que la nécessité force à aller chercher au dehors ou dont l'état de santé interdit l'usage quotidien.

Cabinet plus modeste.

Le cabinet de toilette pourra être beaucoup plus simple. On peut en retrancher tout luxe, mais une femme de goût arrivera bien encore à en faire un joli petit sanctuaire, plein d'élégance.

Choisissez un gentil papier de tenture. Couvrez le parquet d'une toile cirée. Drapez des tables de bois blanc sous de hauts volants de cretonne froncés et bordés d'un volant plus petit. Étendez sur la table une nappe de toile garnie d'une dentelle de fil un peu haute. Installez sur ces tables des ustensiles de faïence aux couleurs gaies. Faites poser des encoignures, des tablettes — que vous recouvrez comme les tables — où vous rangez — si les toilettes sont de largeur insuffisantes — les boîtes, les flacons, les coffrets, etc., lesquels pourront être gracieux, élégants, malgré leur prix modéré. Si le miroir est un peu commun, dissimulez son encadrement sous un plissé, que vous arrangez joliment aux angles, et que vous clouez au moyen de pointes cachées sous les plis.

Tâchez d'avoir une armoire que vous peindrez, puis vernirez vous-même, et à laquelle vous donnerez un peu de style en peignant d'un ton plus foncé les moulures dont tout le meuble est pourvu, si modeste qu'il soit.

Cachez les brocs et les seaux sous les volants des tables.

S'il vous fallait installer dans ce cabinet des robes, des cartons, des chaussures, etc., vous feriez garnir le fond de la pièce de quelques tablettes pour supporter les boîtes, paquets, etc., des crochets au-dessous pour y suspendre les vêtements. Tout cela serait dissimulé sous des rideaux assortis aux garnitures des toilettes, non pas plaqués sur le mur et montrant tous les contours des objets qu'ils prétendraient cacher, mais partant du plafond et avancés comme ceux d'une alcôve. Là, pourraient être rangé le *tub* en zinc, qu'on n'expose pas à la vue, en général.

Toutes les fois qu'on le pourra, le cabinet de toilette sera assez vaste pour s'y installer commodément.

LA SALLE DE BAINS

Agencement et Organisation.

La salle de bains sera organisée selon les ressources pécuniaires et autres dont on disposera, mais on devra toujours, comme en tout, d'ailleurs, *y faire de son mieux.*

Les milliardaires de New-York ont des salles de bains qui valent celles des impératrices romaines. En Europe, quelques femmes très riches, quelques artistes et d'autres, que nous ne nommerons pas, sacrifient beaucoup au luxe, en ce qui concerne la salle de bains.

Les murs sont revêtus d'onyx de teintes variées et ces panneaux de marbre sont encadrés de baguettes de cuivre frottées chaque jour. Du plafond tombent d'originales lanternes de cristal rose ou irisé.

Derrière une riche tenture orientale, qui glisse sur des anneaux dorés, on dissimule à volonté la vasque de marbre rosé qui sert de baignoire ; à l'opposé de la salle, en face, une chaise longue, couverte d'une peau d'ours blanc, où, revêtue d'un peignoir élégant, dit *robe de bain*, on se repose des fatigues de l'immersion et de l'hydrothérapie.

Dans un coin, voilé aussi à l'ordinaire par un rideau de soie, l'appareil ou les appareils à douches qui projettent l'eau soit en pluie douce, soit en jet violent sur les chairs de satin de la divinité du lieu.

Faisant pendant, dans l'autre coin, le *tub* en porcelaine pour les bains à l'éponge. Les peintures de l'immense cuvette, flanquée d'une cuvette plus petite, représentent, en couleurs naturelles, des lis d'eau, des nénuphars, des arums.

A côté du tub, de la baignoire, des appareils, tous les robinets à eau chaude, froide, tiède et tous les menus ustensiles et accessoires nécessaires pour le bain et l'hydrothérapie. Des tablettes de marbre supportent ces objets divers.

Ustensiles et accessoires.

Quand la salle de bains sert en même temps de cabinet de toilette, on y installe une grande toilette avec cuvette et aiguière en porcelaine, faïence ou argent, et tous les autres menus ustensiles y sont assortis.

Il faut une autre toilette, plus petite, où l'on se coiffe. Le miroir qui se balance au-dessus est encadré de fleurs naturelles, renouvelées chaque jour. Les peignes, les brosses, les flacons, les petits pots, etc., les boîtes à poudre sont de petits chefs-d'œuvre artistiques et ce sont les matières précieuses, ivoire, écaille, vermeil, etc., qui les ont fournis.

J'allais oublier de découvrir, à sa place discrète, la baignoire Dauphine pour les demi-bains, et d'énumérer les poufs et chaises basses recouverts d'étoffes douces à l'œil, moelleuses au toucher, disséminés un peu partout.

Un mot aussi pour la grande armoire à glace, à trois portes, où l'on range le linge de bain, les gants à frictions, les lanières, puis tout l'arsenal de la coquetterie : pâtes, teintures, postiches, cosmétiques, etc., etc., etc., qu'il faut dérober à tous les yeux, car nulle ne veut être soupçonnée d'artifice.

On ne trouverait pas dans ce cabinet-salle de bains un seul colifichet, ni une robe, une dentelle, un bijou. Les toilettes sont installées dans d'autres cabinets et on garde, dans sa chambre, ses écrins et les points précieux.

Mais, allez-vous me dire, la salle de bains servant à tous les membres de la famille, tour à tour, ne peut être en même temps un cabinet de toilette. Et, de plus, nous ne sommes ni au pays des dollars, ni chez les grandes mondaines.

Avec les indications ci-dessus, il serait bien facile d'établir une salle de bains pure et simple, d'où l'on chasserait ces hautes élégances, tout en conservant le confortable, mais nous allons donner une autre description.

Faites peindre à l'huile (imitation de marbre si vous le pouvez) les murs de votre salle de bains simplifiée. Sur le dallage ou le parquet, étendez un tapis de linoléum. Garnissez la ou les fenêtres de vitres dépolies portant, au centre (si vous voulez), le monogramme du maître de la maison.

Disposez aux endroits convenables, le *tub*, la baignoire Dauphine et les baignoires d'enfants.

Là ou les grandes baignoires sont naturellement placées sous les robinets qui leur versent l'eau chaude et l'eau froide, (à moins que l'eau ne se chauffe au moyen d'un appareil-foyer adapté à la baignoire ou même à l'aide d'un cylindre), et près de l'égout où les eaux s'écouleront après le bain. Au pied de ces baignoires, un tapis en cuir ajouré et articulé pour sortir du bain. (Descente de bain.)

À portée de la main, pour qu'on puisse saisir, de la baignoire où l'on est plongé, les objets nécessaires — des coquilles fixées au mur supportent le savon, les éponges, etc.

Dans beaucoup de salles où l'on chauffe, là même, l'eau des bains, le chauffe-bains est pourvu d'une boîte à linge, car il faut user de serviettes chaudes pour s'essuyer, et revêtir du linge chaud au sortir du bain. Ces chauffe-bains doivent communiquer avec l'extérieur au moyen d'un tuyau de tirage et le feu y est entretenu pour obtenir une certaine tiédeur dans la salle.

Une armoire contient le linge de bain : serviettes, éponges, peignoirs, etc. On installe aussi sur ses tablettes les pains de savon, les boîtes à amidon, les pots remplis de son, la pâte d'amandes, les essences, le carbonate de soude (cristaux), etc., etc.

Sur une encoignure, on place la lampe à mèche ou à cassolette pour aromates, qui sert pour les bains sudorifiques, ordonnés parfois en cas de maladie.

Il y a aussi des appareils portatifs pour douches de vapeur sèche et humide, pour bains de vapeur humide. Ces accessoires et les colonnes à douches, les appareils à pommes pour douches-pluie, etc., sont ordinairement dissimulés derrière une tenture, qui forme une salle dans la salle.

Enfin, il faut encore une ottomane pour se reposer après le bain ou l'hydrothérapie; une petite table pour le cas où l'on prendrait, là, une tasse de thé léger et chaud; quelques sièges et assez de porte-serviettes pour y étaler le linge sec et le linge mouillé.

Il est inutile d'installer une toilette dans cette salle. On va *s'accommoder* chez soi, dans son cabinet ou dans sa chambre.

Les Bains en général.

Le bain régulier devrait entrer dans les mœurs de toutes les classes de la société. S'il y a impossibilité matérielle à se plonger chaque jour dans une baignoire, ou si le médecin interdit le *grand bain*, le bain à l'éponge est suffisant pour répondre aux besoins de propreté et de santé.

La peau humaine est un réseau compliqué, dont il faut maintenir les mailles ouvertes et libres pour que le corps puisse éliminer, au travers, les impuretés intérieures dont il doit se débarrasser sous peine de maux, de souffrances, de mort parfois.

On stimule l'action bienfaisante des pores de la peau, en les ouvrant par le bain, surtout si on le fait suivre — quel qu'il soit — de frictions à la brosse, à la serviette rude, etc. (On peut se dispenser des massages, si on ne veut pas se livrer à une main étrangère.) Que de fièvres, de maladies contagieuses, sont tenues à distance par ces soins.

En cas d'inflammation intérieure, de coliques bilieuses, de congestion, il n'est pas de remède plus certain que le bain chaud. Ce bain fait encore obtenir des cures étonnantes dans la constipation obstinée. Quelqu'un qui craindrait d'avoir gagné une maladie contagieuse devrait se plonger immédiatement dans un bain chaud. Il y aurait chance pour que l'infection ressortît par les pores. Mais il faudrait, bien entendu, prendre garde de se refroidir.

La propreté de la peau a une grande action en ce qui concerne l'assimilation de la nourriture par le corps. « Sauf vot'respect » on a reconnu que les porcs bien lavés ont une chair supérieure à celle des porcs malpropres.

Mais on va m'accuser de faire de la médecine. J'ai voulu démontrer que l'expulsion salutaire que le corps accomplit par la peau enseigne la nécessité d'ouvrir les pores de celle-ci, en la tenant parfaitement nette, la moindre souillure, la plus fine poussière suffisant à boucher les petites ouvertures dont l'admirable nature l'a douée.

Pauvre moyen âge, qui ignora l'usage de l'eau ! « Mille ans sans bains ! » s'écrie quelque part Michelet dans ses travaux historiques. Aussi que de pestes, de maladies horribles désolèrent alors la pauvre humanité. Du temps de Henri IV l'usage du bain devait être rare encore, car on cite l'étonnement naïf d'un grand seigneur de l'époque, qui se demandait pourquoi on se lave les mains et pas les pieds. Fi ! l'horreur !

Mais en apprenant à quel point les belles dames de la cour du roi Soleil se négligeaient encore, on frémirait de dégoût.

Cependant, les grandes coquettes ont connu, dans tous les temps, les bienfaits du bain et des ablutions. Isabeau de Bavière, à laquelle un clerc avait raconté que Poppée, femme de Néron, faisait remplir sa baignoire de porphyre de lait d'ânesse ou de jus de fraises, ne voulut pas être en reste de recherche. On préconisait la morgeline comme un rafraîchissant pour la peau (ce qui est exact), la funeste épouse de Charles VI ordonna qu'on lui préparât d'énormes décoctions de cette plante pour y tremper son corps.

Anne de Boleyn prenait des bains. Vous connaissez l'acte de courtisanerie répugnante de quelques gentilshommes anglais, qui buvaient un verre de l'eau de son bain, pendant qu'elle y était plongée, et portaient sa santé en faisant un affreux jeu de mots.

Diane de Poitiers se plongeait chaque matin dans un bain à l'eau de pluie.

Au XVIIIe siècle, les grandes dames voulaient des bains de lait, comme Poppée, à l'eau de mouron, comme Isabeau ; à la pête d'amandes, à l'*eau de chair* (dans laquelle on avait fait bouillir du veau), aux pleurs de la vigne, à « l'eau distillée du miel de la rose », au suc de melon, au jus laiteux de l'orge encore verte ; à l'eau de lin, où l'on ajoutait du baume de La Mecque rendu soluble par un jaune d'œuf. C'était incontestablement très bon pour la peau ; mais le bain de propreté ne réclame pas tant d'élucubrations.

« La dauphine (Marie-Antoinette) avait fait inventer pour *ses demi-bains*, dit un auteur du temps, une *demi-baignoire* qui porte son nom. C'était une cuve à fond arrondi, soutenue dans un bâti de bois monté sur pieds, lequel bâti était le prolongement d'un dossier capitonné. » (On l'établit plus souvent et plus simplement en zinc, aujourd'hui.) « Pour ses grands bains, la princesse faisait apprêter une décoction de serpolet, de feuilles de laurier, de thym et de marjolaine, où l'on ajoutait un peu de sel marin. » La formule de ces bains était due à Fagon, premier médecin de Louis XIV ; ce praticien voulait qu'on les prît froids en hiver, tièdes en été, pour mettre l'accord voulu entre la température extérieure et la sensibilité de l'épiderme.

Marie Czetwertynoska, l'amie d'Alexandre Ier de Russie, ne se baignait que dans des flots de vin de Malaga. Ce vin, remis en bouteilles après l'immersion, était vendu à des gens qui n'ignoraient pas à quoi il avait servi.

Bains froids, bains chauds, bains à l'éponge.

Il y a des gens qui se plongent pendant quelques instants, chaque jour, dans une baignoire d'eau froide. Il faut être très fort pour supporter ce bain, et je ne conseille à personne de s'y livrer sans avoir consulté son médecin. Même quand le bain froid est permis ou ordonné, il est bon de n'y faire guère qu'entrer et sortir. L'eau doit être à 10 ou 15° au-dessus de zéro. La friction est indispensable au sortir de ce bain.

Le bain entier chaud est avantageux à ceux dont le sang se porte au cerveau avec excès. Sa température ne doit pas dépasser 38°.

Le bain entier tiède est le plus usité. On peut chauffer l'eau d'une façon très variable : de 20 à 35°.

C'est une erreur de prolonger ce bain trop longtemps. On n'y restera pas plus de trente minutes, on peut en sortir au bout d'un quart d'heure... à moins, bien entendu, que le médecin n'en ait ordonné autrement.

Lorsque le bain entier est d'un usage trop difficile ou trop dispendieux, le bain à l'éponge journalier peut le remplacer pour *entretenir* la santé et pour suffire aux soins de propreté.

Les pores de la peau sont ouverts et nettoyés et il n'y faut employer que quelques instants ; au lieu d'une baignoire et de tout l'attirail du bain entier, on n'a besoin que du *tub*, immense cuvette en zinc, où l'on se place, d'un broc plein d'eau et d'une autre cuvette pour y tremper son éponge. On fait d'abord couler l'eau sur sa poitrine, puis sur son dos, en pressant une grosse éponge, bien imbibée d'eau dans la cuvette ordinaire placée à portée. On se nettoie ainsi successivement tout le corps, sauf le visage, le cou, les oreilles, qui réclament des soins plus délicats, des éponges et des serviettes plus fines. On procède aussi ultérieurement au nettoyage compliqué des mains, qui requiert d'autres ustensiles.

On s'essuie bien le corps avec des serviettes-éponges très sèches.

On commence à prendre le bain à l'éponge à l'eau tiède, puis, si on se porte bien, on abaisse progressivement la température de l'eau et le bain à l'éponge se prend enfin à l'eau froide. Dans tous les cas, la pièce où l'on opère sera doucement chauffée, en hiver, au printemps, à l'automne. Les personnes faibles, celles dont les poumons sont délicats, resteront fidèles à l'eau tiède.

Après tous les bains, une friction, mais nous en parlerons plus loin, et aussi des massages.

Lorsqu'on s'est frictionné après le bain, une petite sortie au grand air fait beaucoup de bien, à condition de marcher très vite.

Les bains partiels à l'éponge et les demi-bains se prennent presque toujours tièdes.

Il ne faut jamais prendre de bains, se livrer à aucune ablution même, immédiatement après avoir mangé. Le bain exposerait à un danger véritable, l'ablution, si restreinte fût-elle, troublerait profondément la digestion. On doit mettre trois ou quatre heures entre un repas un peu copieux et le bain.

Quand on fait usage du savon dans le bain quelconque entier, on l'emploie à la fin et il faut une seconde immersion dans l'eau claire. S'il s'agit d'un bain à l'éponge, le rinçage n'est pas plus difficile que le bain. On ne se servira pas de savon journellement, et on le choisira blanc, bien pur, très peu ou pas du tout parfumé.

Il est très contraire à la propreté raffinée et à l'hygiène de se baigner dans une eau qui a déjà servi à une autre personne, si saine soit-elle. Les mères qui prennent avec elles leurs enfants dans la baignoire, ignorent sans doute que cette habitude est très nuisible à ces petits êtres, dont la peau délicate peut absorber des effluves toujours défavorables, souvent dangereux.

Bains calmants et rafraîchissants.

Je ne parlerai ni des bains russes, ni des bains turcs, ni même des bains de vapeur. Ces derniers sont du ressort de la médecine, qui enseigne la manière de les administrer quand elle les ordonne; les autres demandent une installation, qu'il n'est guère possible d'obtenir chez soi, même lorsqu'on est très riche.

Mais il est quelques bains qui ressortissent de la médecine domestique et que l'on peut indiquer en toute sécurité de conscience.

Au printemps, il est préférable de prendre son bain le soir avant de se mettre au lit, pour éviter tout refroidissement, plus dangereux à ce moment de l'année qu'en tout autre, et pour que la peau bénéficie de la chaleur moite qu'elle pourra garder ainsi pendant quelques heures après être sorti de l'eau. — Un bain délicieux pour cette saison s'apprête avec des coucous (*brayettes* dans le Barrois) ou primevères sauvages. On jette trois poignées de ces fleurs *toutes fraîches* dans le bain, qui devient ainsi très odorant et très calmant, par la douce vertu des petites corolles d'or pâle.

Le bain à la fraise et à la framboise où Mme Tallien se plongeait, chaque matin, selon les racontars du temps, se prépare de la façon suivante : vingt livres de fraises, deux de framboises : on écrase les fruits et on les jette dans la baignoire, — Le corps sort de ce bain frais et parfumé, la peau est douce comme du velours et teinte en rose pâle.

Le bain de tilleul, d'une senteur exquise également, calme en outre le système nerveux surexcité.

Une énorme décoction d'épinards ferait un bain excellent pour l'épiderme; mais voici une recette aussi bonne pour rendre la peau fraîche et délicate : 60 gr. de glycérine, 100 grammes d'eau de roses, dilués dans deux litres d'eau, sont ajoutés à l'eau contenue dans la baignoire, cinq minutes avant d'entrer dans le bain.

Quelques femmes font délayer de la pâte d'amandes dans leur bain et le parfument à la violette. D'autres préfèrent la farine de gruau et l'eau de fleurs d'oranger. On additionne aussi les bains de teinture de benjoin, qui donne à l'eau un aspect laiteux.

Le bain de son adoucit, rafraîchit la peau. Pour ce bain, introduisez deux livres de son dans la baignoire avec une petite quantité d'eau, trois heures avant le bain. (Il est entendu que le son est enfermé dans un sac de toile.)

Le bain au sel aromatisé peut se préparer sans grands frais : on réduit en poudre du carbonate de soude et on l'arrose d'essences aromatiques; il ne faut que de petites quantités de celles-ci. On peut apprêter à l'avance les flacons de sel, s'en faire une petite provision :

Essence de lavande fine. . .	15 grammes.
— de romarin	10 —
— d'eucalyptus. . . .	5 —
— de carbonate de soude *(vulgo* cristaux). .	600 —

Piler les cristaux, les arroser des essences, mêler. On conserve en flacons bien bouchés. — Pour un grand bain, il faut 315 grammes de notre sel. Pour la toilette une cuillerée à café dans un litre d'eau.

Si l'on voulait donner de la tonicité et de la fraîcheur à la peau, le bain aromatique serait du meilleur effet. Espèces aromatiques (voir les plantes énumérées au bain de Marie-Antoinette) 500 grammes Eau bouillante, trois litres. Laissez infuser pendant une heure, passez, ajoutez au bain.

Un bain, à la fois fortifiant et adoucissant se compose ainsi : Faites dissoudre, dans l'eau du bain, une demi-livre de sous-carbonate de soude (cristaux), délayez-y deux poignées d'amidon en poudre, ajoutez une cuillerée à café d'essence de romarin. La température du bain sera de 36 à 37°; sa durée de quinze à vingt minutes.

Quand le système nerveux est épuisé, le bain suivant rend un peu de vigueur : une once d'ammoniaque par seau d'eau. Les chairs deviennent fermes et lisses comme le marbre. Le corps purifié est débarrassé de toute odeur.

Je ne finirai pas ce chapitre sans penser aux rhumatisants, sans leur indiquer un bain qui calmera leurs douleurs. On fait une émulsion concentrée avec 200 grammes de savon mou et 120 grammes d'essence de térébenthine; on secoue jusqu'à ce que le mélange mousse bien. Pour un bain, prenez la moitié de cette mixture,

qui a un agréable goût de pin. Après cinq minutes de station dans l'eau chaude, ainsi parfumée par l'addition de l'émulsion, on constate une
diminution notable des souffrances et une chaleur
salutaire se répand dans tout le corps. Au bout
d'un quart d'heure, il semble qu'on éprouve une
sensation de piqûres non pénible du tout. Alors,
on sort du bain et on se remet au lit. On s'en-
dort presque aussitôt. Au réveil, on ressent un
soulagement très marqué.

Massages et frictions.

Massage vient d'un mot grec Massò, — je pétris.

Le masseur ou la masseuse presse, *pétrit* avec
les mains toutes les parties musculaires du corps,
exerce une traction sur les articulations pour les
assouplir, excite la vitalité de la peau.

Cette pratique nous vient d'Orient. L'antiquité
a connu le massage, les Romains l'employaient
beaucoup. Dans le massage russe, la main du
masseur est couverte d'un gant enduit de savon.
Quelquefois, on fait suivre le pétrissement d'une
flagellation légère au moyen de brins de bouleau.

Le massage doit suivre le bain et non le précéder. La peau humectée par l'eau ou la vapeur devient plus souple et plus flexible, se *pétrit* plus aisément. Le *patient* éprouve une grande fatigue au sortir des mains du masseur, mais bientôt y succède un sentiment de bien-être et de légèreté.

Il est dangereux d'*abuser* du massage, l'excès finirait par énerver au lieu de fortifier.

Je reconnais les bons effets du massage dans plus d'une maladie et dans certains climats. Mais, chez nous, une femme bien portante aurait peine à s'y soumettre, quand même nous aurions des masseuses habiles, ce qui n'est pas le cas, en France, où elles sont rares.

Heureusement, les frictions peuvent remplacer cette pratique, et sans qu'il y ait besoin d'aide, grâce aux lanières imaginées pour se frotter soi-même le dos et les reins, que la main ne pourrait atteindre facilement ou aisément.

On pratique les frictions avec la main nue, mais plus souvent au moyen de gant et de lanière en crin, en grosse laine ou en toile rude. Elles sont dites sèches lorsqu'on n'y emploie aucun liquide.

Au lieu de vous faire masser, frictionnez-vous vous-même, après le grand bain ou le bain à l'éponge. Frottez vigoureusement. Lorsque vous en venez au dos et aux reins, saisissez la lanière à deux mains et faites-la aller et venir activement.

Ces frictions, je vous les recommande chaudement, puisqu'elles n'exigent pas d'intermédiaire. Elles augmentent la force, la vigueur, améliorent la santé et, par conséquent, sont très favorables à la beauté.

Après la friction sèche, on peut se frotter encore tout le corps avec un morceau et une lanière de flanelle imbibés d'un de nos vinaigres de toilette ou d'alcool.

Je pourrais écrire une page savante sur les frictions, sous la dictée d'un de mes amis, mais je ne fais pas de médecine et je vous *indique* seulement les soins hygiéniques. Aussi bien vous pouvez vous procurer une brochure sur le sujet, écrite par le docteur Gustave Monod avec une clarté et une bonhomie qui distinguaient les conseils de ce grand chirurgien, de cet homme de bien, dont une bonne action a marqué chacun des jours.

Bains de mer. — Bains de rivière.

On ne doit pas prendre de bains de mer, le jour ni le lendemain du jour où l'on arrive dans une station maritime. Le régime a besoin d'être modifié, en éliminant de l'alimentation le vin pur, le café, les liqueurs spiritueuses, et l'organisme doit s'imprégner des effluves marins. Le moment à choisir est celui où la mer est *étale*. A la mer basse, à la mer montante, à la mer descendante, il y a des inconvénients qu'il serait trop long d'expliquer. On n'entre dans la mer qu'après une digestion complète du dernier repas, trois heures au moins après avoir mangé.

Il est dangereux encore de se baigner quand on est très excité, quand on souffre d'une maladie aiguë ou chronique, après une nuit d'insomnie ou un exercice violent. On ne se pressera pas pour aller à la plage ; mais il ne faut pas non plus sortir du repos pour entrer dans l'eau. On se déshabille lentement et, quand on a pris le costume de bain, enveloppé d'un manteau, on fait bien de se promener un peu sur la plage, pour que le corps ait assez de vigueur et de chaleur pour lutter contre le saisissement que lui fait éprouver la fraîcheur de l'eau.

Les femmes et les enfants délicats, qui ont souvent les pieds humides ou glacés, même en été, feront bien de se déchausser quelques instants avant d'entrer dans la mer, pour réchauffer leurs extrémités inférieures au soleil, sur le sable. Les mêmes personnes se trouveront à merveille d'avaler quelques gouttes de vin de Malaga, avant de se livrer à la vague.

Il faut s'enfoncer rapidement dans l'eau, pas n'est besoin pour cela de plonger la tête la première, ce qui serait désastreux pour la chevelure féminine, qui doit être bien couverte. Si on éprouvait une sensation pénible lorsque l'eau arrive au creux de l'estomac, il faudrait enduire cette partie d'un corps gras.

Le bain de mer ne sera pas prolongé si l'on n'est pas très vigoureux. Quelques minutes d'immersion suffisent. En sortant de l'eau, on se couvre de son manteau et l'on regagne lentement sa cabine, où l'on s'essuie bien avec des linges très secs et où l'on plonge ses pieds dans de l'eau chaude pendant quelques instants. On se rhabille doucement et si les cheveux sont mouillés on les essuie tout de suite, puis on les laisse flotter librement pendant une demi-heure. L'exercice en plein air est nécessaire après ce bain.

Quant aux enfants, il est extrêmement dangereux de les baigner dans la mer avant qu'ils aient atteint leur deuxième année, au moins. Et, même, si, à cet âge, le flot les épouvante, on ne les y plongera pas. Le tout petit bébé manque de la force nerveuse suffisante pour produire la réaction vigoureuse sans laquelle l'immersion est nuisible. Son corps se glacerait, on l'exposerait à des convulsions internes. Ne *forçons* pas l'enfant à subir le choc de la vague qui l'effraie, puisqu'on ne doit pas se baigner sous le coup d'une émotion violente et il n'en est pas de plus forte que la peur.

Emplissez d'eau amère sa petite baignoire. Puis laissez-le courir ou se rouler sur le sable et les galets, tremper ses petits pieds dans les trous où la mer a abandonné un peu de ses ondes en se retirant. Il prendra un bain de soleil et d'air salin, qui vaut l'autre, peut-être.

Il s'accoutumera ainsi, peu à peu, de lui-même, à la voix profonde des flots, à leur force, à leur violence. La vague saura bien l'attirer. Il rêvera de s'y faire bercer comme sur un sein de femme. Bientôt, il ira au-devant d'elle et se rira de ses brusques caresses.

Le bain de rivière est très attrayant pour les personnes jeunes et vigoureuses, très fortifiant pour les gens faibles, qui le prennent dans les conditions convenables. Il ne faut pas trop le prolonger, même lorsqu'on est fort et valide, la fatigue amène la crampe... et le danger. On ne se livrera pas non plus à ce sport... c'en est un, sans bien connaître le cours d'eau. Si on ne l'a pas pratiqué déjà, il est bien simple de demander des renseignements aux gens intelligents qui sont en mesure d'en donner.

Le bain de rivière sera entouré de toutes les précautions énumérées pour le bain de mer. Après un orage, on s'abstiendra de ce bain, les eaux de la rivière étant troublées et terreuses. On s'en privera également par les journées pluvieuses ou un peu fraîches que nous donne l'été.

Hydrothérapie et appareils hydrothérapiques.

Donnons d'abord l'étymologie du mot, qui nous vient du grec (non pas que je sache la langue d'Homère, mais j'ai un savant ami auquel je dois mes petites notions d'hellénisme). *Hydro* veut dire eau ; *thérapie*, guérison, traitement.

Oui, l'hydrothérapie est un mode de traitement des maladies, — spécialement des maladies chroniques, par l'usage exclusif de l'eau froide, employée sous forme de douches, de bains, d'ablutions, etc. — Elle consiste encore à envelopper le malade, dévêtu et couché, de couvertures de laine et à lui faire boire de l'eau froide en abondance. La transpiration s'établit, et on lui donne un bain froid ou on l'enveloppe de linges mouillés. Cependant, il ne faudrait pas employer l'eau froide à l'extérieur et à l'intérieur, sans consulter un médecin, ce traitement exigeant une expérience et une habitude des malades que possèdent seuls les praticiens distingués. Qu'on sache, toutefois, que la température de l'eau ne doit pas être supérieure à 8° au-dessus de zéro, ni inférieure à 6°. Le degré exact est 8°.

Il n'est pas toujours facile d'obtenir cette température, constante, invariable de 8°. On la trouverait toujours dans l'établissement hydrothérapique de Divonne, dans l'Ain (entre le versant oriental du Jura et le lac de Genève). Il y a là plusieurs sources, dont la réunion forme un torrent qui s'ajoute à celui de la montagne. Cette eau alimente les piscines et tous les appareils consacrés aux divers traitements.

Nous avons appris, en ce lieu, à connaître l'hydrothérapie sous toutes ses formes, avec tous ses bons effets.

Après quelques plongeons dans les piscines et les frictions vigoureuses qui les suivent, on éprouve un sentiment de bien-être et de chaleur, une expansion dans tout le corps, où l'action du principe vital paraît se ranimer.

L'eau à 8° paraît glaciale à notre corps dont la chaleur est de 37°. Quand on se précipite dans la piscine, on ne sait si on plonge dans l'eau froide ou dans le feu. C'est à peu près comme si on était flagellé au moyen d'une poignée d'orties. L'immersion ne doit pas dépasser deux minutes ; au sortir de l'eau, il faut se faire vivement essuyer et frictionner avec une étoffe de laine rugueuse. (On pourrait dire qu'on vous bouchonne comme un cheval en nage.) La chaleur revient promptement et ne disparaît pas, si on prend de l'exercice ou si l'on se fait envelopper de couvertures de laine.

N'allez pas craindre de vous enrhumer par ces refroidissements subits, par ces plongeons dans l'eau glacée, au moment où vous vous arrachez à la chaleur du lit, au moment où vous en sortez, tout humide de sa moiteur. C'est que le corps n'a pas le temps de perdre sa chaleur naturelle, il est impressionné vivement, une violente secousse lui est donnée, la peau est fouettée par l'eau froide comme par des épingles. Le refroidissement n'est qu'à fleur de peau, et le sang afflue bien vite à la surface. Je vous jure que, non seulement, vous ne

vous enrhumerez pas, mais que vous pouvez
guérir, par l'hydrothérapie, le rhume *qui commence.*

Ce régime de l'eau glaciale, qui vous paraît bien
dur, qui vous effraie, j'en suis certaine, devient une
jouissance, non seulement pour la plus robuste
moitié de l'humanité, mais même pour les femmes,
pour les femmes les plus délicates, surtout quand
elles peuvent faire de l'hydrothérapie chez elles. Il
y en a qui se passionnent pour les bains froids, les
douches, que l'on administre tantôt en colonne,
tantôt en jet mince, tantôt en pluie fine qui enveloppe tout le corps. Cette dernière douche, en
cercle, s'appelle la douche *en crinoline.* Quel souvenir évoque ce nom ! Ne voyez-vous pas apparaître les femmes de 1860 avec leur robe ballonnée ?
La *crinoline* plaît beaucoup à la plus belle moitié
du genre humain. « La douche en cercle est un
amour de douche, d'invention élégante ; une vo-
lupté ; c'est une vraie rosée, qui vous caresse
comme un plumeau aux fines plumes. » Ainsi
s'exprime avec enthousiasme une malade de Divonne.

D'ailleurs, tous les modes différents d'adminis-
tration de l'eau froide plaisent aux femmes, en
général, pour le bien qu'elles en éprouvent, parce

que leurs nerfs ébranlés y retrouve du ton, du calme.

Le *maillot* mérite aussi qu'on le décrive. C'est un véritable emballage. En une minute, on est *empaqueté* dans un drap mouillé, par-dessus deux couvertures de laine, une de coton, un édredon, encore une autre enveloppe. Tout cela est serré, ajusté à la forme du corps. Je vous défie bien de remuer pied ou patte ainsi couvert, ficelé, ligotté. Vous sentez que la chaleur ne tarde pas à venir ; alors on vous jette dans la piscine ; l'effet est prompt, il est bienfaisant, calmant.

Il est certain que la médecine tient en main, grâce à l'hydrothérapie, un moyen puissant et varié de combattre des maladies chroniques, déclarées inguérissables en des siècles moins éclairés. La coquetterie a également tiré bon parti de ce traitement par l'eau froide sous toutes ses formes. Il n'y a plus à nier que les transitions de température les plus brusques suivies de réactions qui, en définitive, amènent la chaleur à l'extérieur, raniment les fonctions de la peau, tonifient les muscles, détendent les nerfs, tous résultats dont profitent la beauté féminine.

Je n'énumérerai pas les affections guéries à Divonne, puisque nous ne nous occupons de cette médication qu'à un point de vue très spécial.

Incontestablement, le traitement hydrothérapique serait plus complet, mieux fait dans l'établissement dont nous avons parlé ; mais, en quelques-unes de ses parties, au moins, il est possible de le suivre chez soi.

. Bains, douches, affusions, applications de linge mouillé d'eau froide, de couvertures, frictions, massages, tout cela est possible chez soi, avec une certaine installation. C'est pourquoi nous avons placé dans notre salle de bains des appareils d'hydrothérapie.

Les douches se donnent au moyen de petites pompes aspirantes et foulantes, avec lesquelles on obtient, dans des réservoirs *ad hoc*, de l'eau sous une pression plus ou moins grande.

Lorsque la colonne de liquide tombe verticalement, la douche se dit *descendante*. Lorsqu'elle est dirigée horizontalement, elle est dite *latérale*. Arrivant de bas en haut, la douche est *ascendante*.

Dans les deux premiers cas, le réservoir est assez élevé et le diamètre du tuyau assez considérable ; le courant est donc volumineux et rapide ; cela constitue la douche proprement dite. Dans le dernier, le réservoir est peu élevé, le tuyau d'un diamètre étroit.

La douche diffère de l'*affusion*. Dans celle-ci le liquide vous arrive d'un point plus rapproché — que dans la douche — de la partie sur laquelle il est lancé.

Nettoyage des Éponges.

Il n'est rien d'aussi horrible qu'une éponge grise, d'aspect sale, alors même qu'elle ne l'est pas. Elle inspire un dégoût profond.

On fera tremper cette éponge dans du lait, pendant douze heures. Après ce temps, on la rincera à l'eau froide, et elle sera redevenue neuve, moins l'usure, bien entendu. Le jus de citron est excellent aussi pour blanchir l'éponge.

Les éponges finissent toujours aussi par *s'engraisser*, devenir poisseuses, et alors elles sont d'un usage répugnant, malgré les nettoyages à l'eau ou à la mousse de savon qu'on leur fait subir et qui sont insuffisants. Il faut employer l'acide chlorhydrique qui dégraissera et blanchira fort bien les éponges; il n'en faut pas plus d'une cuillerée dans un demi-litre d'eau.

On peut aussi avoir recours d'abord au carbonate de soude, qui suffira parfois.

Ce sont de petits détails, mais très essentiels et sur lesquels une maîtresse de maison doit veiller elle-même, car les domestiques les trouvent trop infimes pour y prendre garde.

DEUXIÈME PARTIE

SOINS CORPORELS EN GÉNÉRAL

LA PROPRETÉ DU CORPS

Conseils hygiéniques et intimes.

« La propreté est une demi-vertu, a dit Alexandre Dumas, la malpropreté est un vice et demi. » Ce n'est pas encore assez : la malpropreté est un *laid* vice, un vice *ignoble*, et je me suis toujours étonné qu'il puisse être reproché aux femmes, surtout, car il est incompatible avec notre désir d'être belles et aimées.

C'est dans les ténèbres du moyen âge qu'on osa condamner la propreté comme un reste funeste des temps antiques (où l'humanité, mieux apprise, pratiquait le bain et les ablutions), c'est dans les heures sombres de ce millier d'années, que cette vertu fut considérée comme une impiété.

L'impiété, au contraire, c'est de ne pas prendre soin de son corps, de ce corps qui doit être *jour-*

nellement débarrassé des souillures que lui imposent les conditions de la vie terrestre, à la période où nous sommes de l'existence de la planète.

Aujourd'hui encore, les jeunes filles sortent des couvents, des grands pensionnats avec d'insuffisantes notions de propreté, et cela s'explique. Mais quand elles reviennent à leurs mères, celles-ci négligent, systématiquement, de leur enseigner cette partie de l'hygiène, de leur faire prendre des habitudes de netteté qu'elles ont souvent acquises, elles-mêmes, peu à peu, parfois non sans humiliations.

Pour mériter de rester l'être adorable que l'on rêve, la femme doit maintenir toute sa personne en état d'exquise et raffinée propreté. Que les mères repoussent la sotte pruderie qui les conseille. Un corps net est le complément obligé d'une nature chaste, d'un esprit réservé, des façons décentes. J'ai connu une mère admirable, danoise d'origine, anglaise d'éducation, française par le cœur et le mariage; c'était une femme pure dans toute l'acception du mot et qui craignait toujours de manquer à l'honneur féminin; mais elle avait, à si haut degré, la passion de la propreté, qu'elle avait su en inculquer tous les principes à ses enfants, garçons et filles, avec toute la délicatesse de son tact maternel. « Je n'ai jamais compris, disait-elle, qu'il fût possible de ne pas chercher à conserver sans tache le corps, aussi bien que l'âme et l'esprit. »

Les Romains se lavaient le corps avant d'aller au temple.

Voyez les religions orientales, elles prescrivent l'ablution avant la prière. Cette règle, hygiénique autant que religieuse, ne montre-t-elle pas bien que la pureté physique doit accompagner la pureté morale? Le Koran ne cesse de recommander les bains.

Quand nous sommes, sur une foule de points, tellement supérieurs aux Orientaux, voulons-nous, sur ces questions capitales, rester au-dessous et beaucoup au-dessous d'eux?

Des médecins appelés, non pas seulement auprès de paysans, mais même dans des familles de la bourgeoisie ont pu constater que nous sommes encore dans un état de propreté peu avancée. Mais aussi comment ceux qui soignent le corps n'enseignent-ils pas cette « demi-vertu » physique, comme ceux qui sont les médecins de l'âme prêchent la pureté du cœur et de l'esprit. Dans les temps reculés, sans doute on ne comprenait pas l'une sans l'autre; je n'en veux pour preuve que cette supers-

tition normande qui existait encore il y a soixante
ans, qui existe peut-être encore aujourd'hui : quelqu'un venait-il à mourir, on apprêtait immédiatement un grand bassin d'eau claire, « pour que
l'âme pût s'y laver avant de s'envoler ». Je retrouve là comme un symbole des anciennes religions qui ordonnaient les ablutions comme moyen
de purification, cachant la loi d'hygiène sous la loi
théocratique.

Par ce temps de civilisation brillante, continue-
rons-nous à ignorer les règles les plus élémen-
taires de *la dignité humaine ?*

Les animaux, qui ne possèdent pas notre main
à pouce opposable, qui ne disposent d'aucun des
moyens qui nous rendent faciles les soins de propreté, nettoient leur corps, lustrent leur fourrure
ou leur plumage, par instinct hygiénique, et
l'homme, leur roi par la raison et la divine intelligence, négligerait le sien ! La femme, cette merveille de la création, supporterait que sa peau de
satin, aux reflets nacrés, fût déshonorée par des
souillures ! Non, non, le noble corps humain doit
être *religieusement* délivré, chaque soir et chaque
matin, des taches et des impuretés qu'il peut recevoir, de par l'assujétissement aux lois animales et
matérielles, auxquelles il est encore soumis.

Tant que nous ne serons pas de purs esprits, tant qu'il nous faudra vivre en hommes, nous devrons nous soumettre à notre condition, en l'améliorant de notre mieux.

Et la propreté rapproche déjà des anges de lumière, croyez-moi. La malpropreté nous retient, au contraire, dans les bas-fonds de la boue originelle.

La propreté est indispensable à la santé et à la beauté.

Une femme qui ouvre les pores de sa peau, en s'inondant chaque jour d'eau froide ou d'eau tiède, se porte bien et vieillit moins vite. Sous les pores fermés d'une peau non lavée ou trop peu fréquemment lavée, les chairs deviennent flasques et molles.

Une peau bien nettoyée est douce, lisse, fraîche; une peau où la transpiration et la poussière s'accumulent en couches répétées devient sèche et fiévreuse.

Mais il n'est pas permis au grand nombre, dira-t-on, de prendre des bains chaque jour, le temps et l'installation font défaut. Je répondrai que le bain à l'éponge — suffisant en ce qui regarde la propreté — ne demande que de courts instants et un coin sans témoins. Si on ne disposait pas encore de ces courts instants, tous les jours, pour le bain entier, on en aurait bien quelques-uns pour l'exécuter partiellement : les diverses parties du corps exigeant plus de soins minutieux les unes que les autres. Puis, une ou deux fois par semaine, au moins, il faudrait *prendre* les quelques minutes qui sont nécessaires pour *le bain complet*. Voilà pour le *minimum* des lavages que notre corps réclame.

On ne saurait fixer le *maximum* de propreté, car il ne peut y avoir d'abus sur ce point. Il est des personnes si scrupuleusement propres, qu'elles se nettoient chaque matin l'œsophage, l'estomac et les intestins, en ingurgitant un grand verre d'eau, chaude ou froide, selon l'état de leur santé; d'autres recourent à l'instrument de Molière simplement par mesure de propreté. Vous imaginez bien qu'elles se préoccupent tout autant de l'extérieur de leur corps.

La moindre négligence concernant la propreté est tout à fait condamnable. Nous nous manquons à nous-mêmes, si nous ne respectons pas notre corps en le maintenant rigoureusement net et sans tache. Et la nature sait bientôt nous punir de ce *délit*, en nous envoyant la maladie et la vieillesse prématurée.

Les immersions, les lavages, aidés des savons et

même des vinaigres, nous feront un corps ferme,
dispos, résistant. L'eau a la vertu de dissiper toute
fatigue, de détruire la maladie naissante et, en
nous faisant un corps propre, de nous rendre l'âme
plus pure.

« Esprit sain dans un corps sain. »

LE VISAGE

Ablutions du visage.

Il est entendu que les pores de la peau doivent être ouverts pour bien faire leurs fonctions et que le lavage est un excellent moyen de les débarrasser des sécrétions ou des accumulations qui peuvent les obstruer, les boucher.

Il est donc contraire aux règles de l'hygiène et de la coquetterie, autant qu'à celle de la propreté, de ne jamais se débarbouiller le visage, abstention dont on accuse la Patti.

Mais il y a aussi quelques précautions à prendre, quand il s'agit de laver la face.

Si on avait des feux au visage, il faudrait employer l'eau chaude. C'est le moyen de chasser le sang, de faire cesser la congestion des parties engagées par l'afflux sanguin.

Lorsqu'il fait très chaud, ou lorsqu'on a le visage enflammé par la chaleur (artificielle ou naturelle), il est également mauvais de se laver à l'eau froide. Il faut des lotions à l'eau tiède sans savon. Puis on se poudre légèrement, sans s'essuyer, et on laisse sécher ainsi. Même traitement quand il fait très sec.

On doit s'essuyer le visage très doucement, avec un linge très fin, un peu élimé. Une rude friction, avec un linge dur, aurait pour effet d'épaissir la peau. Il est bon de se souvenir que le visage exige des soins aussi délicats qu'une porcelaine précieuse, un bel objet d'art, etc.

Jamais il ne faut se débarbouiller le visage à trop grande eau, se plonger la tête dans la cuvette, par exemple. Les ablutions, en ce qui concerne la face, ne seront pas trop fréquentes, c'est-à-dire répétées plusieurs fois par jour, ni mal dirigées.

Une beauté célèbre ne s'est jamais servi que de sa main (bien lavée au préalable), pour se débarbouiller le visage. Elle s'essuie avec une flanelle très douce, un peu claire. Une autre préfère l'éponge.

On raconte qu'une de nos plus jolies mondaines plonge une serviette de toilette dans une eau très chaude, la tord et se l'applique sur la face, où elle la garde environ une demi-heure. Elle opère le soir avant de se mettre au lit et s'essuie légèrement pour enlever, avec l'humidité produite à la surface de la peau, la poussière qui a pu s'y déposer pendant le jour. Cette femme n'a pas de rides.

Une quinquagénaire, dont la peau est lisse comme celle d'une jeune fille, n'a jamais employé, pour les débarbouillages de son visage, que de l'eau extrèmement chaude, qui reserre la peau et détruit les rides, prétend-elle. Une de ses amies y ajoute immédiatement un lavage à l'eau froide (bain russe), et sa sœur se lave à l'eau chaude le soir, à l'eau froide le matin.

Voilà des avis un peu différents ; toutes ces contradictions apparentes tiennent sans doute à l'état de la peau chez ces diverses personnes. J'y ajouterai celui d'un médecin : en hiver, lavez-vous le visage à l'eau froide, l'été à l'eau tiède ou chaude, pour établir l'harmonie avec la température extérieure.

Toutes mes parentes, qui ont une jolie peau, un beau teint, se lavent à l'eau fraîche.

L'eau dure, qui ne dissout pas le savon, est mauvaise pour les ablutions, surtout pour celles du visage. Si on n'a pas d'eau de pluie ou de rivière à sa disposition, il faut au moins adoucir l'eau rude au moyen d'*un peu* de borax ou de *quelques gouttes* d'ammoniaque.

Les essences alcooliques, dont on additionne l'eau qui sert au débarbouillage de la face, lui sont très nuisibles. De fréquentes applications d'alcool sèchent la peau, la durcissent, l'empêchent de faire ses fonctions, par conséquent de se nourrir d'air et par l'humidité de l'atmosphère.

Par contre, il est recommandé de ne pas exposer son visage à l'air immédiatement après l'avoir lavé. Sur une peau dont les pores viennent d'être ouverts par l'eau, l'air a une action à laquelle il faut la soustraire, sous peine de la voir grossir, se gercer. On attendra qu'une demi-heure se soit écoulée, avant de sortir, de se mettre à une fenêtre, etc.

C'est pour cette raison que les femmes, qui ne s'occupent pas de leur ménage ou du moins qui ne mettent pas la main à la pâte dans leur maison, préfèrent se nettoyer le visage au moment de se coucher.

Il peut être nécessaire de se savonner le visage. Dans ce cas, il faut bien choisir son savon (nous en parlerons plus tard), et ne pas y avoir recours trop souvent, jamais quand il fait très chaud.

Le jus de citron nettoie fort bien la peau et il

est préférable au savon. Le jus de la fraise a la même action détersive ; il est, de plus, très bienfaisant à la peau.

La pluie se charge aussi de débarbouiller le visage mieux que ne ferait un bain turc. Enveloppée d'un imperméable, la tête couverte d'une cape de même espèce, affrontez l'eau du ciel sans parapluie, exposant bien votre visage à l'ondée ou à la pluie fine et marchez ainsi pendant une heure. Non seulement la pluie, mais aussi l'humidité de l'air mouillera les tissus et les lavera parfaitement, effaçant, en outre, de la peau, plissée par la chaleur artificielle du logis, les petites rides que la sécheresse y fait naître. Le sommeil tranquille et suffisant, les promenades par la pluie furent, dit-on, les seuls philtres de beauté employés par Diane de Poitiers, qui sortait chaque jour, quelque temps qu'il fît, et qui n'usait pas de parapluies, par la bonne raison, qu'on ne les avait pas encore renouvelés des Romains.

Le Teint. — La Carnation.

Toutes les femmes de race blanche se sont toujours préoccupées et se préoccuperont toujours de la pureté, de la fraîcheur, de l'éclat de leur teint. Et, en effet, une belle carnation, une peau fine et blanche forment un des grands attraits de la femme, qui ne peut être déclarée parfaitement jolie, si son teint laisse à désirer.

Mais la plupart du temps, on s'imagine que la couleur et la texture de la peau peuvent être corrigées par des moyens extérieurs et c'est là une croyance erronée, au moins en grande partie. Le teint, quel qu'il soit, dépend toujours de l'état de la santé, de la constitution, du tempérament. Il est donc clair qu'il faut faire appel à l'hygiène plutôt qu'aux cosmétiques pour atténuer les défauts de la carnation.

Il est des familles où un beau teint se transmet par héritage. Tenez pour certain que la race est saine, d'un sang pur, n'a jamais été atteinte par quelqu'une de ces maladies atroces qui désolent l'humanité. On demandait un jour à une beauté célèbre le secret de la nuance feuille de rose de ses joues, de la délicatesse de sa peau veinée : « Des ancêtres robustes et vertueux », telle fut sa réponse laconique.

Une face trop colorée, surtout lorsque les roses fortement teintées s'étendent sur toutes ou presque toutes ses parties, n'est nullement désirable au point de vue de l'esthétique ni à celui de la santé. Elle indique la pléthore. Remarquez que les personnes affligées de ces hautes couleurs, dont les yeux mêmes sont veinés de rouge sont, en général, grandes mangeuses, amies du bien-être et qu'elles répugnent à se livrer aux exercices fatigants. Il est indiqué que, pour faire baisser le ton de leur teint, elles doivent réfréner leur appétit, choisir des aliments moins succulents, ne plus chercher toutes leurs aises et qu'il leur faut un peu surmener leur corps, trop riche de sang. Leur santé sera tout de suite améliorée par le régime que nous leur conseillons : elles verront disparaître les maux de tête, la confusion des pensées, les étourdissements. De « rougeaud », leur teint passera à l'état d'éclatant, ce qui n'est pas la même chose, car des roses, mêmes très vives, ne sont pas déplacées, lorsqu'elles n'affectent que les joues et qu'elles font paraître encore plus blancs le menton, le front, le nez, qu'elles ont heureusement abandonnés.

Les couleurs brillantes, fiévreuses, qui se remarquent seulement aux pommettes, sont trop souvent l'indice de la consomption. Malheureusement, ce n'est pas à l'hygiène seule qu'on peut avoir recours contre la cause qui les occasionne.

Lorsque le teint est *brouillé*, blême, couleur de

pâte, trop blanc, verdâtre, jaune ou pourpre, il annonce toujours un mauvais état de santé. Le teint brouillé est parfois naturel, mais bien plus souvent il dénonce la dyspepsie, une circulation languissante, etc.

Le teint blême est dû à une vie passée à l'intérieur de la maison, au défaut d'exercice, à l'habitude ou à la nécessité de fuir la lumière du soleil et du jour. Le teint couleur de pâte tient à un tempérament lymphatique. Le teint olivâtre n'indique pas toujours une maladie, il faut parfois remonter dans son ascendance, chercher si l'on n'a pas eu quelque ancêtre méridional ou créole, avant de s'en inquiéter. Le teint trop blanc, sans mélange de couleur, appartient à une personne atteinte sérieusement dans sa santé, bien que rien ne le fasse présumer, parfois. Le teint pourpre peut provenir d'une maladie du cœur. Un teint jaune réclame une attention toute particulière.

On voit qu'il faut presque toujours se soigner ou prendre des précautions, quand le teint est défectueux.

L'hygiène peut suffire souvent et nous essaierons de tracer les grandes lignes de cette médecine préventive, à l'usage des femmes, au moins.

Une femme très maigre qui peut néanmoins se bien porter, n'a jamais un beau teint, en vertu du proverbe qui établit qu'il n'est pas de belle peau sur les os. Mais tout à l'heure, nous lui donnerons les moyens d'engraisser un peu. Nous lui dirons tout de suite, et à toutes les femmes du reste, qu'il est nécessaire de réprimer l'impatience, les crispations, qui dessèchent le sang plus que la maladie et le chagrin lui-même.

Il est à recommander, à tout le monde, de se préserver le visage de l'ardeur trop vive de la chaleur artificielle.

Le froid est défavorable aux brunes, l'air chaud aux blondes. Le vent bleuit ou pâlit le visage. Toutes les fois qu'on peut choisir sa promenade, il faut éviter de marcher contre le vent.

L'abus du baiser est nuisible au teint. Il y a beaucoup de parents qui n'aiment pas à voir embrasser leurs enfants à pleines lèvres, ni fréquemment, parce que le velouté de la peau des bébés en souffre beaucoup.

Nous dirons plus loin aux femmes comment elles doivent se nourrir et vivre pour garder un joli teint ou l'améliorer, pour rester belles en conservant leur santé.

Les Rides.

On aurait moins de rides si on voulait bien corriger en soi quelques mauvaises habitudes. Un froncement de sourcils répété se marque indélébilement en petites raies droites entre les deux sourcils. Lever les sourcils, à propos de rien et de tout, se paie par de longues rides transversales sur le front, qui vieillissent de cinq ans au moins de plus que l'âge réel. Un sourire artificiel, stéréotypé imprime deux grands plis du nez au coin de la bouche. Rester assise, tard dans la nuit, à lire des romans, voilà ce qui creuse autour des yeux ces terribles petits sillons entrecroisés, qui défigurent le plus joli visage.

Celles qui rient beaucoup ont de petites rides au bas des joues, près de la bouche, mais non déplaisantes. Il ne faut s'inquiéter que de celles qui proviennent de causes qu'on doit combattre : la gaieté, cette vertu, n'est pas à éviter. La souffrance trace des rides sur les traits fatigués, mais elles disparaissent au retour de la santé.

Pour retarder l'apparition des rides et atténuer la plénitude du menton, lavez-vous et essuyez-vous le visage de bas en haut. Pour éviter l'horrible patte d'oie, lavez vos yeux dans le sens de la tempe au nez.

C'est une énorme erreur de remplir de poudre de riz les sillons creusés par les rides. On ne fait que les accuser davantage.

A New-York, quelques milliardaires, dont la peau souffre des ardentes chaleurs de gaz et de houille qui échauffent les maisons, se font diriger sur le visage, pendant quinze minutes, chaque soir, avant de se mettre au lit, le pulvérisateur chargé d'eau douce. C'est une fine pluie qu'elles reçoivent ainsi, qui efface les rides et procure à l'épiderme l'humidité nécessaire. Pour conjurer l'effet désastreux de la chaleur sèche et brûlante, il est indispensable d'avoir sur les poêles et les calorifères des vases pleins d'eau parce que celle-ci s'évapore en humidité. En renouvelant, aussi souvent que nécessaire, des toiles mouillées, on obtiendrait encore de meilleurs résultats.

La peur des rides amène beaucoup de femmes à se soumettre aux plus durs sacrifices, dans l'espoir de conjurer l'apparition de ces plissements de la peau qui dénoncent l'âge.

Voici comment procède une mondaine pour effacer les rides que les veilles et la fatigue des plaisirs creusent sur son visage. Lui arrive-t-il de se trouver surmenée, de voir les choses en noir et les gens en laid ; a-t-elle un ennui, une contrariété, elle se met au lit, y reste jusqu'à ce que sa fatigue ait disparu, que sa contrariété se soit dissipée, que sa bonne humeur soit revenue. Elle se relève fraîche, belle, en aimable disposition, toutes ses rides effacées. Elle prétend que, si toutes les femmes oisives suivaient son exemple en ces circonstances, elles prolongeraient de beaucoup leur jeunesse, calmeraient leurs nerfs et y gagneraient une désirable égalité de caractère.

Une mère soigneuse de la beauté de sa fille essaya de ce traitement, pour la jeune personne, à sa première saison mondaine. La jeune fille allait au bal tous les jours de la semaine, mais, le dimanche, elle restait au lit, ne se levant que pour le *five o'clock tea* et se couchant de très bonne heure. Les résultats de ce genre de vie furent heureux. La jeune fille n'attrappa pas un seul rhume de l'hiver et, quand la saison de la mer fut venue, elle seule semblait n'avoir besoin d'aucun des bienfaits que les mondains vont demander à l'air salin. Elle était fraîche et rose comme une fille des champs.

Lady Londonderry, une beauté anglaise, garde

une jeunesse que le temps ne se permet pas de
ternir, pour avoir pris de sa précieuse personne
des soins infinis. Sur dix jours, elle en passe un
dans son lit. Elle dort jusqu'à ce qu'elle s'éveille
naturellement, prend alors un bain chaud, re-
tourne à son lit, s'y fait servir un léger déjeuner,
essaie de se rendormir et, si elle n'y parvient pas,
reste tranquillement étendue, sans rien faire, sans
penser presque, dans la chambre tranquille et
obscure. A six heures du soir, elle se relève, passe
un peignoir, dîne dans son cabinet de toilette et
reste auprès du feu, inactive, jusqu'à dix heures.
Alors elle se recouche. Jamais elle ne change rien
à ce programme et je dois dire qu'il lui réussit
merveilleusement. Quand elle s'ennuie au lit, sa
femme de chambre lui fait la lecture; c'est quelque roman bien frivole, qui ne puisse ni émouvoir
ni faire penser.

Mon Dieu ! quand on met tout son bonheur dans
les succès mondains et le culte de sa beauté, ce
traitement vaut mieux sans doute que les peintures, les teintures et autres artifices par lesquels
on croit pouvoir réparer du temps l'irréparable
outrage. Mais sentez-vous comme il faut être
égoïste, s'aimer dans une effroyable vanité, pour
perdre ainsi des jours qui pourraient être em-

ployés à faire du bien, à améliorer les autres ou à s'améliorer soi-même, à remplir simplement ses devoirs de maîtresse de maison, d'épouse, de mère!

Certes, il n'est pas défendu de prendre soin des avantages dont la nature vous a douée; je comprends qu'on se préoccupe de conserver ses cheveux et de les conserver beaux, de garder ses dents blanches et intactes, son teint frais et pur, etc., etc. Mais il y a des bornes à tout. Et si une certaine coquetterie est permise, doit même être encouragée, lorsqu'elle sort des limites raisonnables, quand elle fait négliger les devoirs de la vie, elle est condamnable.

La vieillesse vient toujours, et les fils préféreront une mère tendre, sérieuse et dévouée, au visage un peu fatigué, à une *maman* indifférente, frivole et toujours belle.

Si l'on n'a pas d'enfants, si la vie est dépouillée pour quelques-unes, avec les joies immenses de la maternité, de ses obligations sévères et multiples, elles feront mieux de dépenser leurs loisirs à perfectionner un peu leur cœur et leur esprit. Encore une fois, je voudrais persuader toutes les femmes que la personne morale est tout aussi, beaucoup plus digne d'intérêt que la personne physique.

Mieux vaut une ride de plus et une qualité acquise, qu'un front uni et des défauts d'enfant.

Cependant, lorsqu'on peut s'accorder une minute de répit, dans l'accomplissement de ses devoirs, j'engagerai à accorder un peu de repos à la face quatre à cinq fois par jour. On ferme les yeux et l'on se tient complètement immobile pendant une, deux, cinq minutes, si cela est possible sans négliger des choses sérieuses, essentielles. Ces petites haltes dans les occupations et les agitations retardent beaucoup les traces que le temps, la vie, imprime sur notre visage.

Le Hâle.

Quand de fréquentes sorties par un soleil ardent ou vos stations prolongées sur la plage ont hâlé votre teint de jasmin, vous êtes assez justement chagrinée, Madame et chère lectrice.

Mais on peut facilement rendre à votre visage la blancheur nacrée dont vous étiez légitimement fière.

Lavez-vous, le soir, avec une infusion (à froid) de concombres frais (découpés en tranches) dans du lait. La décoction de tanaisie, dans du lait de beurre est encore plus active. Le lait de beurre tout seul est déjà bienfaisant.

Une autre moyen certain de faire passer ce hâle que l'air de la mer ou celui des champs a étendu sur votre front et vos joues, consiste à vous laver avec le jus d'une grappe de raisin vert, jus obtenu comme je vais vous le dire. Mouillez votre grappe et la saupoudrez très légèrement d'alun, enveloppez-la ensuite de papier blanc et faites-la cuire ensuite sous la cendre chaude. Quand les grains sont tendres, la cuisson est suffisante. Débarrassez la grappe de son enveloppe et pressez-la au-dessus d'un vase pour en exprimer le jus. Vous vous lavez le visage avec ce jus. Il vous faut recommencer trois fois l'opération, à vingt-quatre heures d'intervalle, mais le remède est infaillible.

Beaucoup de personnes croient, non sans raison, que la peau noircit, si on se lave, en été, à l'heure de midi.

Midi, roi des étés, épandu sur la plaine,

doit être très redouté par les épidermes délicats.

Un médecin étranger affirme que la lumière électrique brunit, à l'égal du soleil, les visages qui sont exposés à ses rayons. La lune, la blanche lune, aurait la même influence sur notre peau. Après tout, on dit qu'elle « mange la pierre », elle peut bien attaquer notre teint. La maréchale d'Aumont, « aussi belle en ses vieux jours qu'en ses jeunes ans », avait une peur mortelle du serein et de la lune.

Mais revenons aux méfaits du soleil. Aussi bien ai-je à vous dire comment et très simplement procèdent les Italiennes, lorsqu'elles veulent remédier aux effets de l'air salin et du grand astre, après un séjour à leur villa, aux bords de l'Adriatique, de la mer Tyrrhénéenne ou des lacs. Elles prennent le blanc d'un œuf, le battent bien en mousse, s'en lavent le visage, laissent sécher sur la peau pendant un quart d'heure, rincent ensuite à l'eau fraîche les parties enduites. L'opération est renouvelée trois ou quatre fois, et toujours le soir, *au moment de se mettre au lit*. Cette dernière prescription et celle de s'essuyer doucement avec un linge très fin sont essentielles, nous avons dit pourquoi, aux « lavages ».

Enfin, une mixture de jus de citron et de glycérine, parties égales, donne encore de bons résultats contre les injures faites à notre épiderme par messire le soleil et monsieur le vent. Si la peau ne supportait pas la glycérine — dont nous reparlerons — l'eau de roses devrait remplacer cette substance.

Les Taches de rousseur.

Les taches de son ou de rousseur font le désespoir des blondes, des rousses, surtout, et, même, des brunes à peau blanche.

Il est des médecins qui attribuent ces taches à la présence d'une certaine quantité de fer dans le sang. Il est prouvé que l'abus des ferrugineux est souvent la cause déterminante des lentilles jaunes qui couvrent plus d'un beau front.

D'autres disent que les taches de rousseur indiquent une constitution délicate et une circulation faible et lente.

On a des remèdes contre ces taches désolantes :

1º Une de mes amies s'est bien trouvée de la mixture suivante, dont elle enduisait ses taches, le soir en se couchant : une partie de teinture d'iode et trois parties de glycérine; 2º huiie de térébenthine, un quart de litre, y faire dissoudre 7 grammes de camphre écrasé, ajouter 2 grammes d'huile d'amandes douces. Ce liniment est excellent contre l'inconvénient qui nous occupe; 3º 28 grammes de camphre écrasé et 112 grammes de pure huile d'olives. On fait fondre à une chaleur douce. Aussi bon si ce n'est meilleur que le précédent; 4° essayez d'applications de lait de beurre; 5° dans je ne sais plus quel pays, l'eau odorante extraite des fleurs du lis à la chaleur du bain-marie est employée à embellir la peau et le teint: si on y fait dissoudre un peu de sel de tartre, elle enlève les taches de rousseur; 6° faites dissoudre 16 centigrammes de borax dans 20 grammes d'eau de roses et une même quantité d'eau de fleurs d'oranger. Lotionnez vos taches à l'aide de cette mixture; 7° les fèves fraîches, cuites à l'eau, écrasées et appliquées en cataplasme sur les taches produisent d'excellents effets; 8° faites un mélange de vinaigre, de jus de citron, d'alcool, d'huile de lavande, d'huile de rose, d'huile de cèdre et d'eau distillée. Lotionnez-en vos taches le soir en vous couchant; lavez-vous à l'eau claire le lendemain matin; 9° employez la recette n° 1 donnée contre la rougeur du nez; 10° un mélange de deux parties de suc de cresson et une partie de miel est très recommandé contre ces taches, les éphélides et les lentilles. On passe les deux substances mêlées à travers un linge, et on s'en sert en frictions matin et soir.

Quelques précautions très simples peuvent prévenir l'apparition des taches de rousseur. Nos aïeules, fort soigneuses de leur teint, portaient, en hiver, des loups de velours (tourets de nez) contre les effets du froid sur la peau, en été des masques de taffetas, pour soustraire leur épiderme délicat aux « dards d'Apollon », qui font éclore ces taches redoutées. Si l'on ne peut faire renaître l'usage du masque, dès avril — alors que les boutons vont briller dans les prés et que les taches vont émailler les visages, portez des voiles paille pour sortir. Je ne vous expliquerai pas scientifiquement, ce serait trop long, comment, sous le tulle jaune, vous serez à l'abri des rayons du soleil aussi sûrement que sous un masque, mais je vous réponds de l'efficacité du conseil. Ce voile paille n'est guère seyant, allez-vous dire. Il s'agit de savoir si vous tenez plus au suffrage du passant souvent inconnu que vous rencontrez, qu'à celui des gens qui vous voient dans votre maison à visage découvert : vos amis et, surtout, votre mari.

Quand vous voyagez, lavez-vous le visage le soir seulement. Ajoutez dans votre eau quelques gouttes de teinture de benjoin. Le lait virginal n'est rien autre chose. En tout temps, n'affrontez le grand air qu'après vous être bien séché le visage et l'avoir légèrement poudré.

Les carottes, qui sont un spécifique pour le teint, sont fort préconisées contre l'inconvénient qui nous occupe. Faites-vous faire des potages *maigres* aux carottes pour votre premier déjeuner, à la place du café au lait. Trempez-y du pain de seigle.

Les Verrues.

C'est Montaigne, je crois, qui disait : « J'aime Paris jusque dans ses verrues. » Passe pour une grande et superbe ville, mais un beau et joli visage est terriblement gâté par la petite tumeur dure et mamelonnée, qu'on appelle vulgairement *poireau*. Aussi voulons-nous donner quelques moyens simples et sans danger pour s'en débarrasser :

1° On s'administre de petites doses de sulfate de magnésie (sel d'Epsom). Pour un adulte, la dose sera de 4 à 6 grammes par jour pendant un mois. Presque toujours. après deux semaines de traitement, les verrues ont disparu.

2° Autrefois, on préconisait, contre ces petites tumeurs, une plante qu'on appelait « benvoire de Vénus » (*Labrum Veneris* ou *virga pastoris*, encore *dipsacus fullonum*) à raison de ses feuilles disposées en forme de cuvette : « et, de faict, icelles,

aucunement fléchies en arc représentent une bou-
voire, là on trouvera toujours eaue et rousée... »
On frottait les verrues avec le jus ou l'eau « qui
était trouvée de dans le creux des aisles ».

3° Quelqu'un recommande d'appuyer le pouce
sur la verrue et de la presser contre l'os, la remuant en avant et en arrière, jusqu'à ce que les
racines soient irritées et douloureuses. La verrue
se fond ou tombe.

4° On se guérit des verrues et des poireaux en
les frottant, deux ou trois fois par jour, avec une
pomme de terre. Coupez l'extrémité de cette
pomme de terre, frottez la tumeur avec la partie
que vous venez de découvrir. Après chaque opération, enlevez une tranche du tubercule.

5° Faites des frictions soir et matin, avec l'on-
guent suivant : 12 centigrammes de chromate de
potasse bien incorporés à 15 grammes d'axonge
ou de vaseline. Les verrues disparaissent après
trois ou quatre semaines de traitement.

6° Le jus de citron fait passer les verrues. Tou-
chez-les, chaque jour, deux ou trois fois, avec un
petit pinceau imbibé de ce jus.

7° Prenez une ardoise, faites-la calciner dans le
feu. Alors réduisez-la en poudre et imprégnez cette
poudre de fort vinaigre. Vous obtenez ainsi une

bouillie dont vous frottez les excroissances. Elles ne résistent pas à ce traitement.

8° On vante encore l'héliotrope d'Europe (herbe aux verrues, *Verrucaria* des apothicaires). Son suc, mêlé avec du sel, fait tomber verrues et poireaux.

9° La pierre infernale ou nitrate d'argent les extirpe fort bien. Les toucher tous les deux ou trois jours.

10° On se débarrasse d'une verrue, en l'imbibant plusieurs fois par jour d'huile de ricin.

11° Faites fondre de l'esprit-de-sel dans de l'eau. Lavez les verrues avec cette eau. Ce caustique les dissout, les fait tomber par écailles. Ce traitement exige de grandes précautions, s'il s'agit du visage surtout.

12° Et le suc caustique de la grande chélidoine.

C'est à tort qu'on s'imagine que la verrue peut se gagner par le contact. — Avant de brûler la verrue la couper jusqu'au vif.

Maladies de peau affectant le visage.

Pour les petites dartres farineuses qui se montrent sur la face, un médecin de mes amis emploie avec succès le jus de citron en frictions.

Des dartres vives ont été guéries par les lavages au jus de fraise. On ne peut imaginer un remède plus facile et plus agréable. — C'est moins répugnant, tout aussi efficace que la limace jaune *tirante* dont on frottait la plaie jusqu'à ce que l'infortuné mollusque fût... usé. La fraise est souveraine contre les ulcères, en lavages, comme pour la dartre.

Employée journellement, pendant sa saison, elle fait disparaître du visage les feux, les boutons, etc.

Si on avait un eczéma à la face, il faudrait recourir aux cataplasmes de fécule de pomme de terre. On boirait de la tisane de racine d'aunée (15 grammes par litre d'eau, en décoction). On prend la moitié du litre de tisane, à jeun, en deux ou trois fois; l'autre demi-litre dans la soirée, au moins deux heures après le dernier repas. Le régime doit être très sévère : ni vin, ni café. Pas de gibier, de poisson, de porc sous aucune forme. La fraise est interdite, dans ce cas. On proscrit les asperges, les choux, les navets, les fromages, sauf celui de Gruyère.

Même régime à peu près contre la couperose. On ordonne, en outre, la lotion et la pommade suivantes : — Lotion : soufre sublimé, 30 grammes;

alcool, 12; eau distillée, 200. Trempez une éponge dans ce mélange, pour vous laver la figure. Recommencez souvent. Des douches de vapeur chaude sont encore excellentes. — Pommade : 3 grammes d'oxyde de zinc pour 30 grammes de vaseline. On en fait des onctions le soir, en se couchant. Le traitement doit être interrompu deux fois par semaine, pendant vingt-quatre heures. — Avant de lotionner ou d'enduire le visage, il faut lui faire subir un lavage à l'eau tiède.

Le duc d'Edimbourg, fils de la reine d'Angleterre, traite une maladie de peau au visage par l'oignon. J'entends que cette bulbe entre pour une partie considérable dans son alimentation.

Il va sans dire que ces simples remèdes peuvent être employés également contre les mêmes maladies de peau atteignant les autres parties du corps.

Les Épilatoires.

Il est une autre et encore plus violente cause de désespoir pour quelques femmes.

Je veux parler des poils qui leur naissent au menton dans l'âge mûr, du duvet qui peut assombrir, viriliser les lèvres roses d'une jeune fille de vingt ans.

Ne vous désolez pas. Il existe à ces maux plus d'un remède :

1° Je crois que l'épilation, à l'aide de la petite pince d'acier est tout ce qu'il y a de plus efficace et de plus inoffensif. Mais il faut bien tirer le poil, ne pas le casser pendant l'opération : le mouvement doit être très résolu. On vante aussi, depuis quelque temps, une opération électrique, à laquelle on donne le nom d'*électrolyse;* les poils ne repoussent jamais, tandis qu'il faut recommencer souvent dans l'épilation à la pince.

2° L'eau de feuilles et de racines de chélidoine distillée. On applique en compresses sur l'endroit poilu, et on l'y laisse toute la nuit. Recommencer jusqu'à ce que le duvet ait disparu.

3° Sulfhydrate de soude 3 grammes, chaux vive 10 grammes, amidon 10 grammes. On forme une pâte avec ce mélange au moyen d'un peu d'eau, on applique sur le duvet, on garde pendant une heure, et on lave ensuite à l'eau fraîche.

4° Polypode de chêne ; fendez, coupez en morceaux, mettez dans une cucurbite, versez du vin blanc par-dessus. Le vin doit dépasser le polypode d'un travers d'un doigt. Faites digérer dans ce bain pendant vingt-quatre heures. Puis distillez à l'eau bouillante, jusqu'à ce qu'il ne monte plus rien. Appliquez en compresses sur les parties affectées; gardez pendant toute la nuit. Recommencez jusqu'à ce que vous ayez obtenu le résultat souhaité.

S'il était vrai, comme on l'assure, que les lentilles eussent la propriété d'augmenter la croissance de la chevelure, en épaisseur et longueur, de faire pousser la moustache aux jeunes gens et de rendre la barbe des hommes plus touffue, s'il était vrai, les femmes qui ont tendance à avoir lèvres et menton duvetés devraient s'abstenir sévèrement du terrible féculent.

Eaux et cosmétiques pour le visage.

N'employez jamais aucun fard : tous les rouges ont une fâcheuse action sur la peau, les blancs sont dangereux.

Les Chinoises ont pourtant découvert un fard inoffensif : c'est le jus de betterave dont elles se vermillonnent les joues.

Les eaux, les pommades, les poudres du commerce sont sans effet ou produisent tout le contraire de ce qu'on en espère.

Je donnerai pourtant la recette de quelques eaux et cosmétiques, mais c'est parce que je suis certaine de leur parfaite innocuité et que quelques-uns rafraîchissent la peau.

Nous commencerons par les plus simples.

Les peaux très grasses, huileuses, se trouvent bien des lavages au vin (tous les crus de France et ceux du Rhin). Tous les quinze jours environ. Si le teint est foncé, on emploiera de préférence du vin rouge.

Le suc de concombre frais est des meilleurs pour la peau. On peut mettre sur la même ligne l'eau dans laquelle on a fait bouillir des épinards en fleur. Le jus des fraises, dont nous avons déjà parlé, leur est encore supérieur.

Au xvie siècle, l'eau de fèves était en grande faveur pour le visage. Cette eau farineuse mérite, en effet, le renom qu'elle avait autrefois.

Nos aïeules gauloises, dont l'éblouissante carnation faisait l'envie des patriciennes romaines, se lavaient le visage avec de l'écume de bière. Elles usaient aussi de craie dissoute dans du vinaigre. Je ne sais ce qu'il faut penser de la solution, mais je puis répondre que la mousse de bière est encore employée avantageusement par les femmes du Nord.

La *bella dona* (belle dame) tire son nom de l'emploi que les Italiennes de la Renaissance faisaient de son suc pour améliorer leur teint.

« Les dames romaines de l'antiquité, ces grandes coquettes, raconte je ne sais plus qui, estimaient le sang de lièvre comme le plus précieux des cosmétiques. » Bien répugnant, n'est-ce pas ?

La lotion suivante est excellente : un verre à vin de jus de citron frais, un demi-litre d'eau de pluie, cinq gouttes d'essence de roses, gardez bien bouché. Lavez-vous, *de temps en temps*, avec cette eau, qui agit contre la décoloration de la peau.

Les peaux molles et relâchées se trouveront bien de l'usage du cosmétique suivant (à intervalles de huit jours) : une partie de lait, une partie d'eau-de-vie de grains. Humectez-vous le visage au moyen d'une serviette douce, trempée dans la mixture, après vous être débarbouillée et au moment de vous coucher. Le résultat n'est pas immédiat, mais, après une année, la peau s'est resserrée suffisamment, est devenue ferme, fine et douce.

Si vous avez besoin d'onctions grasses (peau très sèche), au lieu de crèmes adoucissantes tant vantées... à tort, ayez un pot de vaseline très rectifiée où vous introduisez quelques gouttes d'huile odorante.

L'huile de cacao enrichit les peaux *courtes*.

Mixture *Princess of Wales* : le quart d'un litre de lait, le jus exprimé d'une tranche de citron de Portugal. S'enduire le visage de ce mélange, le soir en se couchant, se débarbouiller à l'eau fraîche (non froide) le lendemain matin.

Enfin voici de véritables cosmétiques, mais non dangereux pour les tissus.

A la fin de mai, prenez une livre de beurre (beurre des roses) le plus frais, le plus gras possible, absolument naturel, bien entendu. Déposez-le dans une cuvette blanche et exposez-le en un lieu où le soleil donne tout le jour, mais où aucune ordure ne puisse tomber sur votre préparation. Quand le beurre est fondu, versez par-dessus de l'eau de plantain et incorporez bien les deux substances l'une à l'autre, en employant pour ce faire une spatule de bois. Laissez le soleil absorber cette eau de plantain. Remettez-en de nouvelle, remuant jusqu'à cinq et six fois par jour. Continuez, jusqu'à ce que le beurre soit devenu blanc comme neige. Les derniers jours, ajoutez un peu d'eau de fleurs d'oranger et d'eau de roses. Enduisez le soir votre visage de cette pommade, essuyez-vous soigneusement le matin. (Vieille et bonne recette du temps de la belle Gabrielle.)

Celle-ci remonte à l'époque des croisades : on fait durcir six œufs frais ; on enlève les jaunes et on les remplace par de la myrrhe et du sucre candi en poudre, parties égales. On rejoint les deux parties du blanc de l'œuf qui avait été coupé en deux pour en extraire le jaune. On expose les six œufs reconstitués sur une assiette devant le feu. Il en sort une liqueur qu'on incorpore avec 32 grammes de graisse de porc, préparée comme nous l'indiquons au chapitre des pommades pour les cheveux, et du reste on peut prendre de la vaseline blanche. Ce mélange fournit une pommade dont on se couvre le visage, le matin. On laisse sécher, puis on s'essuie doucement.

Ce secret de beauté fut, dit-on, rapporté de Palestine par un beau chevalier dont une sultane devint amoureuse. *Sa dame* eut peut-être vent de l'infidélité qu'il avait commise, mais elle dut la pardonner, en faveur du cosmétique qu'il rapportait de son intrusion au harem.

Cosmétiques pour les mains, les bras, etc.

Les recettes que nous avons données ci-dessus peuvent être employées pour les épaules, les bras et les mains.

En voici encore une pour les soirs où l'on découvre les bras et les épaules :

Glycérine, eau de rose, oxyde de zinc. Notre préparation a l'avantage de ne pas blanchir l'habit noir des danseurs.

Emploi de la poudre de riz.

Il est nécessaire de se poudrer quelquefois le visage, nous l'avons dit, nous avons indiqué les cas. Mais il faut opérer légèrement, artistement, pour donner simplement à la peau le duveté adorable de la pelure de pêche.

Un visage enfariné comme celui de Pierrot prête à rire, il est de plus fort enlaidi. Il est nécessaire que l'œil d'autrui puisse *douter* que notre peau est voilée sous un nuage imperceptible de poudre, qu'il croie à un velouté naturel. Alors, l'effet est joli, sous un voile surtout, et bien que je trouve encore préférable une belle peau, lisse, satinée, rose à volonté.

La houppe sera donc plongée avec précaution dans la poudre, pour ne pas en sortir trop chargée, ce qui empêcherait de manœuvrer d'une façon savante. On ne l'*essuiera* pas non plus sur la peau, on *effleurera* de cette houppe les parties qui doivent être poudrées, procédant par petites saccades rapides. On se gardera bien de poudrer les sourcils qui auraient l'air d'être envahis par des pellicules, et en débarrassera les lèvres de la farine qu'elles auraient pu recevoir.

Le visage tout entier, — sauf les yeux, les sourcils, les lèvres — doit recevoir un *œil* de poudre; les parties non recouvertes paraîtraient trop ridiculement foncées, par opposition aux parties blanchies.

LA CHEVELURE

Blondes et Brunes.

Que celle qui n'a pas envié le « manteau de roi » chanté par Musset se lève.

> ..... Cette chevelure qui l'inonde,
> Plus longue qu'un manteau de roi.

Et, de fait, c'est une parure superbe que la nature accorde à ses privilégiées et qu'on doit savoir conserver, comme, au reste, il faut prendre soin des cheveux quelconques qui nous ont été donnés.

Pour être véritablement beaux, les cheveux doivent être abondants, longs, fins, lustrés. Mais si vos cheveux sont rares, courts, gros, ternes, ne désespérez pas d'atténuer un peu et même beaucoup leurs défauts, grâce à des efforts intelligents.

Toutes les qualités que nous avons énumérées ne suffisent pas encore à beaucoup de femmes, si cette belle chevelure est couleur aile de corbeau. Elles voudraient être blondes, comme toutes les femmes ou presque toutes les femmes charmantes ou fatales, dont l'histoire a enregistré la mémoire. Ève, dit-on, était blonde comme le miel ; les cheveux de Vénus ruisselaient en flots d'or sur ses divines épaules ; la chevelure de Cérès avait la couleur des moissons. La belle Hélène, que les vieillards de Troie ne pouvaient regarder sans émotion, couronnait son visage adorable de cheveux blonds comme les blés mûrs. Salomé, qui demanda et obtint la tête de saint Jean-Baptiste, avait des cheveux jaunes ; du moins, les vieux maître, la peignaient blonde comme les jeunes filles juives de haute naissance. Lucrèce Borgia, lady Macbeth, la meurtrière, Mary Tudor, la sanglante, étaient blondes. La reine *Bee* (Élisabeth) avaient des cheveux rouges. Blondes aussi, Catherine et Marie de Médicis.

Cousin nous décrit ainsi les cheveux de son adorée duchesse de Longueville : « D'un blond cendré, de la dernière finesse. Ils descendaient en boucles abondantes, ornaient l'ovale gracieux de son visage et inondaient d'admirables épaules. » — Blonde encore Anne d'Autriche ; blonde Mme de

Sévigné, dont la coiffure est restée célèbre : blonde la douce La Vallière.

Les cheveux blonds de Marie-Antoinette et de Mme de Lamballe auraient suffi à les faire belles. Mme Émile de Girardin eut aussi une chevelure blonde remarquable. Une des beautés de l'Impératrice Eugénie était ses cheveux d'un blond... hardi.

J'avoue que je les trouve jolis ces cheveux clairs, cendrés, dorés... ou enflammés. Et ce goût était partagé, dès l'antiquité. Les Grecques du temps de Périclès lavaient leurs cheveux à l'eau de lessive, pour les décolorer, et les frottaient ensuite d'une pommade faite de graisse de chèvre, de cendres de hêtre et de fleurs jaunes. Puis elles les laissaient flotter sur leurs épaules pour les sécher. Les Germains étaient fiers de leurs cheveux blonds et ceux qui n'avaient pas reçu de la nature cette couleur de chevelure, avaient recours à l'art pour se la procurer. Le lavage à la bière était réputé efficace pour blondir, ou l'enduit de chaux. Les dames romaines maudissaient leur chevelure sombre et Ovide raconte qu'elles couvraient leur tête de perruques blondes achetées à haut prix en Germanie. On sait à quels soins, à quels supplices se soumettaient les Vénitiennes pour donner à leurs cheveux foncés la teinte ardente, cuivrée, qu'on appelle le blond Titien.

Aujourd'hui, quelques femmes se font teindre savamment, scientifiquement en couleur acajou. — C'est affreux. D'autres, déjà blondes, éclaircissent encore la teinte de leurs cheveux à l'aide de l'eau oxygénée. Les Anglaises se lavent les cheveux avec du rhum où elles ont fait infuser le fruit de la coloquinte, pour empêcher leurs cheveux de brunir avec l'âge.

Il paraît qu'autrefois (ce bienheureux temps d'autrefois!) il y avait beaucoup plus de blondes que de nos jours. Et voulez-vous savoir pourquoi, aux pays du Nord même, la chevelure fonce toujours plus, de siècle en siècle? « Le ciel, dit un humoriste, avait envoyé sur la terre beaucoup de femmes aux cheveux d'or, pour charmer l'autre moitié de l'humanité. Ce que voyant, le diable, qui déteste les hommes, nous expédia des cuisiniers. Ceux-ci, avec leurs sauces et leurs ragoûts, ont désorganisé le foie humain, dont les désordres se traduisent, extérieurement, par la teinte sombre de la chevelure. »

Sous cette plaisanterie, il pourrait y avoir une vérité.

Les femmes arabes et les sujettes du shah préfèrent la teinte sombre de la chevelure. Aussi teignent-elles encore leurs beaux cheveux noirs avec le henné. Les feuilles de cette plante réduites en poudre dans l'eau forment un cosmétique dont on enduit les cheveux avec soin. On enlève cette pâte par un lavage, à l'eau bleuie d'indigo quelques heures après et les cheveux gardent de cette application une couleur aurore pendant quelques jours.

Les Russes estiment par-dessus tout la chevelure nuance noisette. Ils prétendent que le Christ avait des cheveux de cette couleur.

La teinte *auburn* (marron clair) est très appréciée en Angleterre. Elle va bien aux frais visages des filles d'Albion.

La Coiffure.

Eh bien ! malgré ma préférence avouée pour les cheveux blonds, je ne conseillerai à personne de changer la couleur de ses cheveux, s'ils sont foncés ou noirs comme l'Érèbe. La nature donne à chaque visage le cadre qui lui convient. Il n'y a pas lieu de la reprendre ou corriger sur ce point.

Pour tirer bon parti de la chevelure qu'on possède, il suffit de bien choisir sa coiffure. Mais il est curieux que, pour arranger ses cheveux, la femme ne consulte jamais ni leur couleur ni leur texture.

Il ne faut pas plus s'obstiner à friser des cheveux plats, qu'on ne doit aplatir des cheveux frisés ou seulement ondés. Il est certain que quelques figures ont besoin de l'auréole que leur procurent leurs cheveux soulevés et naturellement divisés. Les cheveux noirs et le visage qu'ils entourent ne sont pas avantagés par la frisure ; ils requièrent les bandeaux, les boucles longues et lustrées, les larges tresses. Les cheveux roux doivent être frisés : ébouriffés, séparés les uns des autres, ils prennent une teinte adoucie. Les lourdes nattes châtain sont fort jolies. Les cheveux blonds peuvent affronter toutes les coiffures : ils sont charmants en bandeaux chastement lissés, adorables en nimbe autour du front.

Pourquoi ne se coiffe-t-on pas à la mode de ses cheveux et de son visage, « à l'air de sa figure » enfin, au lieu de s'enlaidir, parfois, en se coiffant à la mode.

On doit même laisser blanchir ses cheveux. Toutes les teintures à base d'argent ou de plomb, sont dangereuses. De plus, elles enlaidissent les cheveux et le teint. Acceptons la neige des années ;

elle s'harmonise avec la physionomie que nous donnent le temps et la douleur. Encadrés de cheveux blancs, certains visages s'adoucissent, embellissent singulièrement. Il y a autant de grâce que de dignité à dédaigner de réparer du temps l'irréparable outrage.

Et la poudre? dira-t-on. Je ne poudrerais pas même les cheveux blancs. La poudre durcit les traits, comme tout ce qui n'est pas naturel. Les fins visages du dix-huitième siècle auraient été plus charmants encore si le Maréchal de Richelieu n'avait imaginé de cacher ses premiers fils d'argent sous cette farine. Du reste, comme rien n'est nouveau sous le soleil, le vainqueur de Port-Mahon n'a même pas le mérite de l'invention de la poudre... à chevelure. Les Grecques de l'antiquité, qui teignaient quelquefois leurs cheveux en blanc, avaient aussi la coutume de les poudrer de façon à leur donner la couleur azurée des cieux et de l'onde, ou de leur faire prendre (grâce encore à des poudres nuancées) les reflets changeants des cous de colombes ou celle du miel du mont Hymette.

Les cheveux trop tirés, trop plaqués, trop tortillonnés ne sont plus un ornement. Il semble qu'on ait voulu se débarrasser d'eux, au lieu de leur demander d'embellir. Le résultat est en effet désastreux. La coiffure doit laisser aux cheveux une certaine liberté, quelque peu d'abandon. Cela convient, en outre, à leur *santé*.

Les franges longues, les frisons épais descendant bas sur le front, donnent à la physionomie quelque chose de bestial. Mais quelques bouclettes courtes, légères, sur le haut du front, adoucissent beaucoup le visage. Les coiffures hautes, dégageant le cou, vieillissent, ne sont pas seyantes. Les chignons tombant un peu bas sur la nuque sont fort gracieux et rajeunissent.

Pour disposer ses cheveux, il faut encore bien consulter ses traits et la structure de son corps. Une femme petite et mince paraîtra ridicule avec une tête grossie par l'arrangement des cheveux. Si on a le front haut, bombé, de grands traits, on sera hideuse en relevant ses cheveux à la chinoise. Si on trace sa raie une *ligne* au-dessous du milieu de la tête, on se rajeunira de cinq ans. Mais la raie sur le côté masculiniserait au contraire la plus délicate figure. Les coiffures excentriques sont à éviter par tout le monde : il ne faut jamais augmenter le volume de sa tête par un amas de faux cheveux. La tête a plus de finesse et de distinction, si on lui laisse sa forme naturelle et elle s'assortit mieux au corps qu'elle surmonte.

L.. femme vieillie et fatiguée se trouvera à merveille de couvrir ses cheveux (fussent-ils encore beaux) d'une mantille de dentelle, qui voilera un peu les atteintes de l'âge, autour de son visage, et encadrera gracieusement celui-ci. Une vieille femme est affreuse tête nue. L'ombre légère de la dentelle dissimule beaucoup les ravages du temps.

Soins à donner aux cheveux.

La mode de se friser les cheveux — soit au fer chaud, soit à l'aide d'épingles ou de bigoudis, — de les onduler artificiellement, cette mode est, il faut bien l'avouer, désastreuse pour la durée de la chevelure comme pour sa beauté. Et que deviendra-t-on avec ces petits cheveux autour du front, que la coupe fréquente aura durci, grossi, raidi, quand un autre décret de la mode nous ramènera les bandeaux plats ?

Je sais bien que beaucoup de femmes, se croyant très avisées, portent de faux frisons. Mais quel autre danger ! Souvent les faux cheveux, malgré le nettoyage qu'ils ont subi, ont communiqué la maladie de peau de celle à qui ils avaient appartenu, à celle qui les portaient en perruque. Les

cheveux coupés sur les têtes chinoises répandent
entre tous cette infection. Dieu merci, la dépouille
capillaire des Célestes se reconnaît aisément, très
gros, très rudes, très noirs et très brillants que
sont ces cheveux d'Extrême-Orient.

Les faux cheveux doivent être renouvelés souvent. Coupés sur une tête vivante, ils conservent
de la vitalité pendant deux ans environ, parfois
un peu plus longtemps. Ils deviennent ensuite
inégaux, raides, échevelés; on ne peut plus s'en
servir. Les cheveux coupés sur la tête d'un mort
ne sont jamais employés par les coiffeurs sou-
cieux de leur réputation. On ne peut les friser,
les boucler, les manipuler que très malaisé-
ment.

Il faut employer aussi peu d'épingles que possible pour attacher les cheveux, afin de ne pas
irriter le cuir chevelu qu'elles blessent assez souvent. J'entends parler des épingles de laiton noir.
Les épingles en écaille (ou imitation d'écaille), et
les épingles épaisses en cuivre doré n'ont pas cet
inconvénient, car elles ne peuvent faire de piqûres
douloureuses.

On se trouve bien de changer parfois la forme
de sa coiffure pendant un jour ou deux. La chevelure s'amincit, quand on l'arrange sans cesse de la

même façon, parce que les cheveux sont, alors, toujours tiraillés dans le même sens.

Quand on forme des raies, il faut les *tirer* chaque jour. Cette opération journalière a, pour résultat, de maintenir les raies très fines. Le contraire arrive quand on néglige ce soin, qui demande si peu d'instants.

Il est encore nécessaire de raccourcir ses cheveux d'environ un centimètre à chaque lune montante (pendant le premier quartier). D'une lune à l'autre, les cheveux regagnent ce qu'ils ont perdu par cette coupe, il n'y a donc pas à craindre qu'ils ne diminuent de longueur; on les retrouvera, à la fin de l'année, au même point qu'au commencement, et il est même des chevelures qui s'allongent beaucoup, grâce à cette habitude d'*épointement*. Je ne crois pas, — mais qui sait après tout, il est des influences occultes, mystérieuses, que la science n'explique pas encore, — que le tranquille astre de la nuit ait beaucoup d'action sur l'accroissement de la chevelure. C'est sans doute à la régularité de l'opération qu'il faut attribuer les bons effets qu'on en éprouve. Il est certain que les cheveux épointés à chaque lune nouvelle poussent plus abondamment.

Il serait bon de dormir la tête découverte. La

chevelure est plus belle, plus soyeuse, plus propre
quand elle n'est jamais comprimée, emprisonnée.
Mais il faut être habitué dès l'enfance à passer les
nuits sans se couvrir la tête. Et alors, on relèverait
ses cheveux au-dessus des oreilles, sans les tirer;
on les tresserait *lâchement*, en une seule natte,
nouée, au bout, d'un ruban de *soie* ou de *coton*, et
non attachée autrement. Sous un bonnet, ou un
filet on doit se garder de natter les cheveux; plus
ils sont libres, divisés, plus brillants, plus lustrés,
ils deviennent. Surtout n'allez pas porter de
bonnet empesé. L'amidon se détacherait du tissu,
se répandrait dans les cheveux et les ternirait.

Une personne qui aurait toujours porté des bonnets au lit, dès l'enfance, s'exposerait à des rhumes,
à des maux de dents et d'oreilles, si elle changeait
sa façon de faire, surtout en hiver. Et, même aux
approches de la vieillesse, n'eût-elle jamais porté
un bonnet la nuit, une femme fait bien de l'adopter.

Pour bien entretenir ses cheveux, il faut les
brosser le soir en se couchant et lorsqu'on fait sa
toilette de jour, avec une brosse douce. Les meilleures sont faites avec des soies courtes non blanchies. On doit commencer à démêler l'extrémité
des cheveux, après avoir divisé sa chevelure en

autant de mèches qu'il est nécessaire. Si on les peignait de la racine à l'extrémité et sans les avoir séparés en trois ou quatre parties, on leur causerait beaucoup de dommage. On les casserait infailliblement, ils deviendraient affreux et on ne pourrait plus leur donner un aspect soigné. Il est excellent de lustrer la chevelure avec la main. En Turquie, l'esclave chargée du soin de la chevelure des sultanes, la caresse, la roule entre ses mains, jusqu'à ce que, souple, douce, brillante, elle ait l'apparence d'un écheveau de soie.

On fait bien de n'employer de graisses, d'huiles, de pommades que le moins souvent possible.

Les dames romaines prétendaient que le brou de noix rend la chevelure luxuriante.

Nettoyage des cheveux.

L'usage très fréquent du peigne fin est fatal pour la chevelure, surtout lorsque les cheveux tombent. Cependant, il est nécessaire de nettoyer la chevelure et le cuir chevelu.

Une de mes amies, qui a les plus jolis cheveux du monde, propres, souples, ondés, lustrés, les nettoie de temps en temps avec de l'essence minérale.

Les Chinoises, dont les cheveux sont beaux, — à la raideur et à la grosseur près, — emploient un mélange de miel et de farine.

Les Anglaises ont recours à la solution suivante : une tasse à thé de sel dans un litre d'eau de pluie. Après douze heures, on peut se servir de cette saumure. Pour une tasse de la préparation, on ajoute une tasse d'eau de pluie chaude. On lave bien les cheveux, on les rince, on les frotte, ainsi que le cuir chevelu, avec une serviette, jusqu'à séchage complet.

Les Italiennes, qui sont douées d'une chevelure très vigoureuse, se nettoient les cheveux et le cuir chevelu avec une décoction de racines d'orties.

Les créoles de l'île de Cuba font une décoction de feuilles de romarin. Cette eau, prétendent-elles, décrasse, fortifie, assouplit la chevelure.

L'eau saponacée est excellente. On fait bouillir 50 grammes de racines de saponaire dans les trois quarts d'un litre d'eau. On opère avec la préparation chaude, puis on essuie rapidement les cheveux et le cuir chevelu avec des linges chauds.

Le jaune d'œuf nettoie fort bien et aide à la pousse des cheveux. On frotte seulement le cuir chevelu avec le jaune d'œuf, puis on rince à l'eau chaude.

Des blancs d'œufs, bien battus en neige, sont encore une des préparations les plus simples et les meilleures. On en frotte bien le cuir chevelu et les cheveux, on rince à l'eau chaude.

Enfin voici quelques lotions plus compliquées pour les personnes qui dédaignent les moyens faciles :

1° Celle-ci sert au nettoyage; elle diminue en outre les maux de tête et atténue la chute des cheveux : Prenez le quart d'un litre d'alcool rectifié et d'une bonne odeur. Faites-y dissoudre un demi-gramme de sulfate de quinine et laissez infuser, deux jours durant, dans une bouteille hermétiquement bouchée. Après ce temps, ajoutez-y un demi-litre de vieux rhum et 50 grammes de quinquina jaune en poudre. Laissez en contact pendant trois jours. Passez ensuite votre liquide; lavez le résidu avec deux cinquièmes d'eau environ; mélangez les deux mixtures, filtrez au papier.

2° Un pharmacien a livré cette formule, pour composer soi-même l'eau de quinine, qui sert à nettoyer la tête : Sulfate de quinine, 3 grammes; eau de Rabel, quantité suffisante pour dissoudre. Opoponax 10 grammes, faire dissoudre par trituration dans de l'alcool à 93°, en quantité nécessaire. Ajouter essence de patchouly, 3 gouttes;

essence de violettes 5 grammes; essence de bouquet 5 grammes. Compléter à 6 litres, en ajoutant assez d'alcool à 40°. Jeter dans le liquide 75 grammes d'iris de Florence pulvérisé. Laisser macérer huit jours. Filtrer ensuite.

3° *Shampooing* envoyé d'Angleterre : Un litre d'eau chaude ou froide où l'on fait fondre 30 grammes de carbonate de soude et 15 grammes de savon de poire, découpés en menus morceaux. Additionnez de quelques gouttes d'essence et de 30 grammes d'esprit-de-vin. Après le lavage avec cette préparation, on rince les cheveux à l'eau tiède. On frotte ensuite cheveux et cuir chevelu, à l'aide de linges chauds, jusqu'à séchage.

Il faut toujours faire sécher rapidement et entièrement. Après avoir essuyé ses cheveux, on les laisse flotter sur ses épaules pendant une heure, deux s'il le faut.

Les cheveux s'encrassent beaucoup moins si, après les avoir secoués, on les laisse aller librement sur ses épaules, pendant qu'on vaque à sa toilette de nuit et à sa toilette de jour.

Les cheveux blancs (et les autres) se nettoient admirablement avec de la farine; on les en frotte bien ainsi que le cuir chevelu. On brosse soigneusement ensuite. Je crois que ce dernier moyen est le meilleur de tous. C'est dommage qu'il soit difficile à employer pour les chevelures foncées, qui en gardent trace assez longtemps.

Maladies des cheveux.

Les pellicules sont d'un très vilain effet et amènent, à leur suite, la calvitie. Avant d'avoir recours à un traitement médical contre cette affection, qui peut être rebelle, parce qu'elle est due souvent à un fâcheux état de santé, essayez des simples recettes suivantes :

1° Faites fondre 60 grammes de cristaux de soude dans un litre d'eau. Ajoutez 30 grammes d'eau de Cologne. Mouillez une brosse à cheveux dans cette eau et passez-la à plusieurs reprises, chaque jour, sur les parties affectées.

2° Un médecin fait appliquer du suc de citron sur le cuir chevelu. Autant que possible, le suc ne doit pas toucher les cheveux.

3° Prenez 10 grammes de bois de Panama. Faites bouillir dans un demi-litre d'eau de pluie.

Lavez les parties malades avec cette décoction; deux ou trois fois par semaine.

Quand les cheveux tombent sans raison, ils sont

malades. Aussi lorsqu'ils se bifurquent en deux pointes à leur extrémité. Les chagrins causent la chute des cheveux et la canitie. A cela, il n'y a guère de remède que l'oubli, le temps, des jours plus heureux.

Souvent lorsque vous voyez tomber vos cheveux sans motif apparent, soyez certain que votre santé est plus ou moins atteinte, à votre insu, peut-être ; surtout, si la chevelure devient terne, hérissée. On reconnaît qu'un animal est en bonne santé, à son poil souple et luisant. Révérence parler, il en est ainsi de l'homme et même de la femme. Dans ce cas, veillez sur vous, cherchez le mal. Un bon traitement pour la chevelure, en ces circonstances, c'est de se savonner le cuir chevelu, puis de l'oindre, en frottant bien, d'un mélange d'huile de ricin, d'huile d'amandes douces et de tannin.

Une jeune fille de quinze ans vit, tout à coup tomber sa belle chevelure sans cause appréciable. On aurait dû les lui couper alors jusqu'au lobe de l'oreille, et appliquer une lotion stimulante sur le cuir chevelu. On s'inquiéta seulement, quand on vit que les cheveux ne repoussaient pas. Un médecin conseilla de raser la tête et de la laver trois fois par semaine, avec la préparation suivante : Une demi-once de coloquinte, dans un demi-litre d'excellent rhum de la Jamaïque. On filtrait au bout de trois jours, on mettait l'infusion en bouteilles bien bouchées. Avant l'application, on brossait la tête vigoureusement. Les cheveux repoussèrent et on croit que c'est la coloquinte qui changea leur ancienne teinte en un blond charmant.

Les Chauves.

On peut encore accepter la calvitie quand on est homme, car en cette disgrâce on a de très nombreux confrères, et puis un visage d'homme n'en est pas trop enlaidi.

Mais une femme chauve est véritablement à plaindre. Elle ne peut accepter ce malheur, il lui faut du moins chercher à le cacher par tous les moyens possibles.

Elle est réduite à faire appel aux perruques ou à se coiffer trop tôt, en douairière, c'est-à-dire à porter des mantilles chez elle, ce qui vieillit toujours un peu.

Cependant, le nombre des femmes chauves s'augmente tous les jours. On attribue cet état de choses aux crépons dont on s'est trop servi et qui *mangent* les cheveux; aux postiches; aux faux cheveux qui ont fait tomber les véritables : aux fichus de laine qu'on jette sur sa tête pour se préserver du froid dans l'appartement ou dans le jardin : aux nœuds de velours qu'on disposait sur le sommet de la tête, etc., etc. Il est probable qu'il y a du vrai dans tout cela. Mais, selon moi, c'est aux teintures que le mal est attribuable *surtout*.

On n'attend plus d'avoir des cheveux blancs pour se teindre, on varie la couleur de ses cheveux selon sa toilette ? Un jour blonde, une autre fois rousse ou brune. Celles qui ont des cheveux noirs leur font donner une teinte acajou *indélébile*. Les blondes, qui commencent à foncer, se décolorent instantanément grâce à l'eau oxygénée (qui compromet la texture des cheveux). Celles qui prennent des cheveux blancs auraient recours au diable pour dissimuler la neige des années, et on s'aperçoit bientôt qu'elles ont employé des moyens infernaux.

Ce manque de raison est triste. Il faut rester ce qu'on est ou ce que l'on est devenu.

Il est temps de remédier au mal, pour les générations futures. On reviendra aux coiffures simples, sans addition de faux cheveux, sans soulèvement à l'aide de crêpons. On aura soin de se couvrir la tête d'un fichu de soie et non plus de laine ; de proscrire le velours comme ornement dans les cheveux et, surtout, on renoncera aux teintures. On gardera la couleur naturelle de ses cheveux, on les laissera foncer, puis blanchir ; on ne poudrera même pas les cheveux gris. À ce prix, la chevelure restera abondante, vigoureuse, jusque dans un âge avancé et permettra de se coiffer gracieusement.

Ne préférez-vous pas d'épais bandeaux, même *poivre et sel*, à une tête dégarnie ou à de faux cheveux, qu'on voit bien ne pas appartenir à celle qui les porte ?

Il n'y a qu'un remède à la calvitie féminine, c'est d'inventer de jolis bonnets de dentelle pour la dissimuler, et les mères affligées enseigneront à leurs filles les moyens de se passer de cette addition à la toilette.

Recettes pour arrêter la chute des cheveux.

Les brunes arrêteront la chute de leurs cheveux aile de corbeau par les applications de jus de citron sur le cuir chevelu.

La chute des cheveux cesserait par le traitement suivant : On se lave la tête, chaque soir, en frottant ferme, avec cette mixture : une cuillerée à thé de sel et un gramme et demi de quinine seront ajoutés à un demi-litre d'eau-de-vie commune : bien agiter le mélange.

J'ai vu faire ceci et s'en bien trouver : On mettait infuser trois oignons ordinaires et nettoyés dans un litre de rhum, pendant vingt-quatre heures. Après ce temps on retirait les bulbes et le rhum servait à frictionner le cuir chevelu tous les deux jours. La légère odeur d'oignon qu'il avait conservée s'évaporait en quelques minutes.

Le journal médical anglais, *The Lancet*, recommande contre la chute des cheveux la pommade suivante : Teinture de jaborandi 15 grammes, lanoline 9 grammes, glycérine 60 grammes. Mélangez à l'aide d'un peu de savon mou. On se frotte la tête chaque soir, en prenant *un peu* de cette pommade au bout des doigts.

Un de mes amis a fait usage, avec succès, d'eau de feuilles de noyer, dont il s'humectait chaque soir le cuir chevelu à l'aide d'une éponge. Il avait dû renoncer au peigne fin et on lui avait composé cette pommade, pour sa toilette du matin : Axonge balsamique 60 grammes, tannin 2 grammes, teinture de benjoin 6 grammes.

Un homme, à qui l'on faisait des injections de

pilocarpine pour la vue, recouvra tous ses cheveux à l'âge de soixante ans.

Après une maladie, il ne faut pas raser la tête. La chute des cheveux s'arrêtera net, si l'on coupe les cheveux en trois fois (il s'agit bien entendu, de la longue chevelure des femmes). A chaque fois, on en fera tomber une certaine hauteur, proportionnée à la longueur des cheveux; la troisième coupe ne doit pas dépasser le lobe de l'oreille, mais on se résignera à rester coiffée en garçon, puis en fillette, à mesure que les cheveux grandiront. L'usage d'une perruque, de postiches quelconques serait des plus regrettables comme résultat : On risquerait de perdre le reste de ses cheveux sans espoir de retour. Dès le jour où l'on a commencé à couper les cheveux, on se frotte la tête avec un mélange de rham et d'huile de ricin, où l'on fait infuser du quinquina concassé. Il faut autant d'huile que de rhum.

On recommande aussi le thé de sauge tiède, à condition de bien s'essuyer la tête avec des serviettes chaudes.

Pommades. huiles pour les cheveux.

Il y a des cheveux très secs, qui ne pourraient se passer de pommade sans courir le risque de se casser.

Un médecin conseille l'huile de vaseline très rectifiée (vaseline liquide) parfumée à volonté.

Si on préférait les autres huiles et les pommades, il faudrait les préparer soi-même, car les mauvaises pommades causent ou hâtent souvent la perte des cheveux.

Il faut prévenir, avant tout, le rancissement des graisses ou huiles dont on veut se servir, et, pour ce, elles doivent subir un apprêt préalable. On met au bain-marie les huiles, axonges ou moelle avec six grammes de benjoin en poudre et six grammes de baume de Tolu pulvérisé — par deux cents grammes de graisse.

On remue souvent, au moyen d'une spatule de bois. Après deux heures d'ébullition, on passe les graisses et les huiles à travers un linge. L'acide benzoïque possède, comme la vanille, la propriété d'empêcher de rancir les corps gras auxquels on l'incorpore. La vaseline ne rancit pas.

Pour composer la pommade, on prend 90 grammes de notre graisse préparée et se décomposant ainsi, *pour le mieux :* 60 grammes de moelle de bœuf et 30 grammes d'huile d'amandes douces. Ces substances encore un peu liquéfiées (non entièrement refroidies, figées) se parfument avec 2 grammes d'essence de bergamote et 4 grammes d'essence de violette.

Quelques personnes emploient de l'eau en guise de pommade, rien n'est plus défavorable à la chevelure. La salive est d'un usage répugnant et parfois dangereux, car il est des salives acides, dont l'effet peut se traduire par toutes sortes d'inconvénients.

Nettoyage des peignes et des brosses à tête.

Il n'est rien de meilleur que l'ammoniaque pour nettoyer les brosses à cheveux; il n'en amollit pas les soies comme le savon ou la soude. On jette une cuillerée à thé d'ammoniaque dans un litre d'eau et on trempe les soies de la brosse dans la solution (préservant le dos d'ivoire, d'os ou de bois verni, de son mieux). Une immersion de quelques instants suffit à enlever toute graisse. La brosse est, alors, rincée à l'eau claire. On la fait sécher au grand air, mais *non au soleil.*

Les peignes ne se lavent jamais. On les décrasse avec un fil tendu, avec une carte, en enfonçant les dents dans de la ouate, en se servant d'un petit pinceau plat et dur ou des ustensiles inventés par les coiffeurs. On a encore une brosse spéciale pour brosser les peignes chaque fois qu'on s'en est servi.

La plus grande propreté est nécessaire pour les ustensiles servant aux soins de la tête.

Les Cheveux et l'Ammoniaque.

L'ammoniaque décolore les cheveux. Faites donc attention à votre chevelure, si vous employez cette substance dans le bain.

Prenez garde de mouiller vos cheveux au bain. Il faut leur éviter tout contact avec l'eau, en dehors des nettoyages qu'on est obligé de leur faire subir.

LA BOUCHE

L'haleine.

La pureté de l'haleine a une grande influence sur la beauté et la conservation des dents et, de plus, si cette pureté vient à être altérée, on devient toujours quelque peu un objet d'éloignement pour les autres. On voit donc de quelle importance est la fraîcheur de l'haleine et qu'il ne faut pas dédaigner les soins qui nous la conservent... ou nous la font retrouver.

La sobriété, la santé, une abstention complète ou presque complète des bulbes trop odorantes de l'ail ou de l'oignon, des dents saines et propres, telles sont les conditions réunies qui nous permettent de garder, jusque dans un âge avancé, jusqu'à la mort, une haleine douce et fraîche comme celle des enfants.

Les maladies de la bouche et de l'estomac, les dents négligées, la carie, l'abus des liqueurs alcooliques, une trop fine chère (mets épicés de haut goût), compromettent sérieusement l'haleine. Quand la cause est attribuable à l'estomac, aux souffrances dentaires, à une maladie buccale, les purgatifs, les eaux minérales, les poudres de craie, de magnésie, de bicarbonate de soude sont tout indiqués.

Les mauvaises dents seront extraites sans rémission. Si on ne pouvait se rendre immédiatement chez le dentiste, on mâcherait de petits morceaux de racine d'iris de Florence, pour corriger la mauvaise haleine, résultant du fâcheux état des dents.

Les Javanais mangent l'écorce du cannelier cubilawan pour se parfumer la bouche, en chasser toute odeur désagréable. Les fameuses petites danseuses du Kampong de l'Exposition en avaient apporté d'énormes provisions.

La substance résineuse, qui s'écoule par incision faite à l'écorce du lentisque, raffermit les gencives et donne à l'haleine une senteur délicieuse. C'est le mastic en larmes. Les sultanes en font grand usage.

Les dames romaines, s'il faut en croire Martial,

se servaient de cure-dents taillés dans le bois du térébinthe lentisyne.

Un mélange de teinture de camphre et de myrrhe est excellent pour se laver la bouche et se gargariser, quand un accident de santé altère momentanément l'haleine. Quelques gouttes de chaque substance dans un verre d'eau. Si on employait la teinture de myrrhe seule, dix gouttes.

Lorsque vous avez mangé des côtelettes à la Soubise ou tout autre mets dans la composition duquel l'oignon joue un certain rôle, avalez ensuite une tasse de café noir. Le café est un antidote contre cette atroce odeur, que le légume bulbeux communique aux voies respiratoires. Quant à l'ail... Ah ! n'en mangez jamais !

On m'a parlé encore d'un remède très facile, très pratique même et pas désagréable du tout, contre le triste inconvénient qui nous occupe :

Prenez du charbon de bois pulvérisé   50 grammes
    —   du sucre blanc en poudre. .   50   —
    —   de bon chocolat. 150   —

Faites fondre le chocolat au bain marie, incorporez-y le sucre et le charbon, amalgamant les substances bien complètement. Après refroidissement sur le marbre, découpez votre préparation en petits

carrés. Mangez trois à quatre de ces petits carrés
par jour.

Les Lèvres.

Vous ne m'auriez pas pardonné de quitter la
bouche sans vous parler des lèvres.

Pour être belles, les lèvres auront des « rougeurs
de framboise », la peau en sera fine et pas gercée.
Les lèvres rouges sont incompatibles avec certains
tempéraments. Il faut alors se résigner aux lèvres
peu colorées, car toutes les tentatives faites pour
les raviver ne réussiraient que pour un instant, et
au détriment de la souplesse et de la douceur des
tissus.

N'ayez donc pas recours aux frictions alcooliques, aux vinaigres, aux cosmétiques ; vous y perdriez beaucoup plus pour toujours, que vous n'y
gagneriez passagèrement. Si la peau de vos lèvres
pâles n'est pas fendillée, elles auront une certaine
fraîcheur, une apparence satinée qui leur donnera
du charme, malgré leur teinte rose tendre. L'alcool, les vinaigres, le *rouge* détruiraient l'exquise
délicatesse de leur épiderme, si appréciée dans le
baiser. Combien d'enfants disent, aux femmes qui

les embrassent : « Vos lèvres piquent », parce qu'elles les ont rendues rudes à force de soins inintelligents.

Beaucoup de femmes se mordent les lèvres pour les faire rougir au moment où elles entrent dans un salon. Mais outre que la coloration ainsi obtenue dure très peu d'instants, la morsure fréquente rend les lèvres douloureuses et les prédispose aux gerçures.

Si vos lèvres sont naturellement sèches et rudes, frottez-les un peu, chaque soir, avec un mélange d'eau et de glycérine, parties égales.

Ne passez pas la langue sur vos lèvres, c'est contraire aux règles du savoir-vivre et l'humidité ainsi produite est défavorable aux lèvres.

Lorsque des boutons de fièvre viennent se poser sur vos lèvres, vous défigurant presque, touchez légèrement ces boutons avec de la poudre d'alun, ils guériront très vite.

Pour conserver de jolies lèvres, il ne faut pas rire bruyamment à tout propos, à propos de rien, hors de propos. Evitez aussi les contorsions de la bouche en parlant (ne connaissez-vous pas des gens qui se rétrécissent la bouche et avancent les lèvres pour parler ?). Prenez encore garde aux tics : j'ai connu une couturière qui poussait ses lèvres en avant, chaque fois qu'elle tirait son aiguille. Il est facile de comprendre que cette action du rire intempestif, de la contorsion, du tic, déforme la bouche, la vieillit avant l'âge, tandis que plus d'une douairière restent jolies pour avoir su garder la fraîcheur de leurs lèvres et la grâce de leur sourire.

Pour réduire les lèvres trop fortes, on peut les frotter avec du tannin.

Pommades pour les lèvres.

Lorsque les lèvres ont été gercées par le froid et la bise, il est aisé de guérir cette petite souffrance, de remédier à cet enlaidissement passager.

Voici quelques formules de pommades qui leur sont très bonnes, pour ce cas :

1°   Cire vierge . . . . 12 grammes
      Huile d'olives 66   —

Faites fondre la cire sur un feu doux, ajoutez-y l'huile en mélangeant intimement. Parfumez avec quelques gouttes de teinture de benjoin. Laissez refroidir.

2° Cire blanche, huile d'amandes douces, essence
de rose et un peu de carmin :

3° Pommade à la sultane :

Cire blanche. . . . . 2 grammes
Blanc de baleine . . . . . . 2 —
Huile d'amandes douces. . . 200 —
Eau de rose . . . . 20 —
Baume du Pérou . . . . . 2 —

Faites fondre, au bain-marie, la cire et le blanc
de baleine, dans l'huile ; versez dans un mortier de
marbre, chauffé au moyen de l'eau bouillante ;
battez vivement ; puis ajoutez peu à peu l'eau de
roses, puis le baume, toujours en triturant, jusqu'à
ce que le mélange soit parfait et que l'eau ne se
sépare pas des autres substances.

4°   Huiles d'amandes douces . 30 grammes
Cire blanche . . . . . 12 —
Beurre de cacao. . . . . 4 —
Blanc de baleine, ... 4 —
Orcanette. . . . . . . 8 —

Amalgamez bien les divers ingrédients sur feu

doux au bain-marie. Passez à travers une mousse-line. Parfumez à l'essence de roses.

Ces pommades se mettent en tous petits pots et on les couvre ou bouche soigneusement.

LES DENTS

Propreté des dents.

Théophile Gautier parle, quelque part, de l'éblouissant sourire de perles.

Il est de fait que rien n'augmente la grâce du sourire, que rien ne lui est nécessaire comme une double rangée de dents bien blanches et bien saines, que les lèvres découvrent en s'écartant dans le sourire.

Les jolies dents sont une condition *sine qua non* de beauté. De bonnes dents (elles sont presque toujours belles en même temps) sont indispensables à la santé. « Pas de dents, pas de santé » est un aphorisme rigoureusement vrai formulé par le professeur Préterre, un chirurgien-dentiste justement célèbre en France et à l'étranger.

La chute prématurée des dents vieillit avant

l'âge. Je sais bien qu'on peut rendre à la bouche le « mobilier » qu'elle a perdu (comme on disait au XVIIIe siècle), mais de combien d'ennuis est accompagnée cette réparation faite à notre personne.

Il vaut mieux s'efforcer de garder précieusement ce que la nature nous a donné. Soignons donc nos dents, pour ne pas être défiguré par leur perte, pour échapper aux maladies destructives, pour ignorer les terribles souffrances qu'infligent les dents gâtées, pour conserver la pureté de notre haleine, un charme au-dessus de bien d'autres.

La propreté des dents est le plus sûr moyen de combattre les causes qui les ruinent. Il faut les nettoyer soir et matin en les brossant minutieusement; il est excellent de se rincer la bouche après chaque repas — qu'on prend chez soi : les particules d'aliments qui se logent entre les dents s'y décomposent et amènent, peu à peu, — les viandes par leur rancidité, les végétaux par leur acidité — l'abominable carie si funeste aux dents, et la perte de toute fraîcheur de l'haleine.

Quelques personnes emploient l'eau froide pour les lavages des dents et les rinçages de la bouche. Je conseillerai toujours l'eau tiède pour les uns et les autres. On peut employer, pour se laver les dents, une légère infusion de menthe ou la mixture suivante : 3 grammes de borax et 9 grammes de glycérine pure, dans un litre d'eau tiède. Mais la première indication, plus simple, peut suffire.

La brosse à dents doit être petite, presque ronde, pour pouvoir bien visiter tous les coins de la bouche. Nous donnerons plus loin les dentifrices et les poudres qui nous ont paru sans danger. — Car le plus grand nombre des produits de cette sorte et les plus vantés avancent la perte des dents. Il en est quelques-uns d'efficaces, c'est de ceux-là que nous fournirons la formule.

Mais il pourrait suffire de se savonner les dents trois ou quatre fois par semaine (sans préjudice du nettoyage du matin et de celui du soir, tous les jours). On emploierait, à cet usage, le savon de Marseille, bien blanc, bien pur. Pour commencer, cette opération est assez désagréable, je ne le dissimulerai pas. Mais on s'habitue vite, et de quels heureux résultats elle est suivie ! Le savon est une préparation alcaline et les alcalins sont très recommandés pour les dents ; il est antiseptique et quelle bouche n'a, plus ou moins, besoin d'antiseptiques ? Enfin, il enlève le limon qui couvre les dents et dont les poudres les plus célèbres ne les débarrassent qu'en causant un certain dommage à l'émail protecteur.

Quelques personnes se servent tout bonnement et avantageusement de sel, dont elles frottent leurs dents, elles les brossent et les rincent ensuite à l'eau tiède. Leurs dents sont très blanches, leurs gencives dures et roses. Cependant, je craindrais que le traitement ne convînt pas à tout le monde, tandis que le savon peut être adopté sans inquiétude, quelle que soit la denture et le tempérament.

Les dents ne doivent pas être brossées en long. Ce faisant, on atteindrait les pointes des gencives, et c'est comme cela qu'on arrive à déchausser les dents. La rangée supérieure sera brossée de haut en bas (des gencives aux extrémités), la rangée inférieure de bas en haut, ce qui donne, également, des gencives aux extrémités. Le dessous des dents sera brossé de la même façon et aussi soigneusement que le dessus.

Les Gencives, Soins des dents, Précautions à prendre.

Il faut soigner les gencives, car lorsqu'elles sont en bon état, il y a chance pour que les dents se portent bien.

Quand elles sont molles, voici une poudre qui les raffermit :

Quinquina . . . . 15 grammes
Ratanhia en poudre . . . . . 6 —
Chlorate de potasse . . . . . 5 —

Ces poudres doivent être bien mélangées pour n'en former qu'une, dont on se frotte les gencives trois ou quatre fois par jour.

Peu à peu, on habitue les gencives à une friction plus énergique. Quand les gencives, très molles, saignent aisément, on les fortifie en mâchant souvent du cresson ou du cochlearia, ou en les lavant avec une infusion de gentiane ou de feuilles de ronces, dans laquelle on a jeté quelques gouttes de teinture de quinquina ou d'eau de Cologne.

Le citron a, aussi, une excellente action sur les gencives ramollies et même ulcérées. On trempe un petit pinceau dans le suc de ce fruit et on se badigeonne les parties malades, sans toucher les dents. Le badigeonnage à la teinture de ratanhia et à la teinture de pyrèthre, parties égales, est très recommandable. On opère le soir.

On peut encore toucher journellement les gencives avec cette mixture :

Teinture de cochlearia . . . 50 grammes
Hydrate de chloral. . . . . 5 —

Mais cette médication est énergique et on devrait prendre l'avis de son médecin.

Une décoction de myrrhe, de tannin, d'écorce de chêne serait excellente pour laver les gencives tendres et saigneuses, car elle agit comme astringent.

Il y a des aliments contraires aux dents : le sucre, les bonbons, la pâtisserie. On dit que les raves et les dattes leur sont nuisibles, parce qu'elles sont acéteuses. L'abus des acides détruit l'émail de la dent. Les figues, comme le sucre, relâchent, ramollissent les dents. Les huiles, les axonges, les graisses ne leur valent rien.

Gardez-vous de boire immédiatement après avoir avalé votre potage chaud... à moins que votre boisson ne soit tiède. Si elle est froide ou glacée, vos dents se ressentiront de ce brusque passage d'une température brûlante à une température polaire. Respirez par le nez, surtout par les temps froids (c'est une habitude dont on fait bien de ne pas se départir non plus en été, pour la santé des poumons). En hiver, si vous respirez par la bouche, vous exposez vos dents à un courant d'air d'une température beaucoup plus basse que celle de votre corps. De là des inflammations du périoste et de la pulpe des dents ; des congestions de la membrane muqueuse, avec une sécrétion d'acide mu... Mais je ne veux pas faire de science dentaire. Tous les gens raisonnables comprendront qu'il est malsain pour les dents de respirer par la bouche, de dormir la bouche ouverte, ce qui se produit principalement quand on se couche sur le dos.

Il est dangereux pour les dents de les nettoyer (ou même toucher), avec des épingles ou tout autre objet de métal.

« Quand mangerez, dit un vieil auteur, mangez des deux costez, afin que l'un soulage l'autre. »

Maux de dents.

Lorsque vous souffrez des dents, défiez-vous des topiques qu'on peut vous conseiller. La créosote, le girofle, l'essence de cannelle, etc., etc., calmeront *peut-être* vos douleurs, mais détruiront vos dents.

Recourez au dentiste, et, si vous devez attendre, n'employez que des remèdes dont l'innocuité saute aux yeux. Par exemple, broyez du persil avec un peu de sel, formez-en une petite boule, que vous introduirez dans l'oreille du côté où vous souffrez. Ou badigeonnez la joue du côté affecté avec du jus de citron ; ou appliquez sur la joue une flanelle chauffée.

Le régime maigre calme les douleurs dentaires. Les bains tièdes aussi.

Lorsque les dents ont été agacées par un acide, l'eau de Seltz atténue fort bien cet agacement.

Un de mes amis se guérit d'un violent mal de dents sur l'avis d'un médecin, en appliquant à l'angle de la mâchoire inférieure, à la place où l'on sent le battement de l'artère, un emplâtre composé de farine, de blanc d'œuf, d'eau-de-vie et de mastic. C'était une dent de la mâchoire inférieure qui lui causait d'intolérables souffrances.

Le mal de dents peut provenir de l'acidité de la salive, d'où résultent une inflammation et une irritation dentaires. Une forte solution de bicarbonate de soude est le remède indiqué contre cette sorte de mal de dents. Rincez-vous bien la bouche avec cette solution et appliquez un peu de bicarbonate de soude sur vos dents et vos gencives, au moyen de la brosse. Quand vous souffrez, essayez de cette recette. Si vous vous trouvez soulagé, c'est que vous avez découvert la cause du mal.

Désormais, employez le bicarbonate de soude dans la toilette de vos dents.

Plusieurs personnes m'ont assuré s'être guéries de la carie dentaire par le moyen suivant : On réduit de l'alun en poudre très fine et on en remplit la dent creuse. La douleur se dissipe au fur et à mesure que l'alun se dissout dans la dent. Il faut répéter l'opération chaque fois que la douleur renaît, à la fin elle est vaincue, et la carie est enrayée. Cette carie est due à l'action destructive des parcelles d'aliments qui se logent dans les dents creuses, y séjournent et s'y corrompent. On sait que l'alun a des propriétés antiseptiques, d'où sa vertu, dans le cas qui nous occupe.

Cependant, toutes les fois que cela ne vous est pas impossible, recourez plutôt au dentiste, à un bon dentiste (car il est de très sottes économies et grâce auxquelles on dépense un argent fou, sans compter les ennuis, les accidents, les douleurs). Le plombage, ou, mieux, l'aurification faite à temps, peut nous conserver indéfiniment des dents attaquées et calmer d'atroces souffrances. Toute négligence serait condamnable et on la regretterait souvent et longtemps.

Poudres, Dentifrices, Elixirs.

Si vous voulez employer à tout prix des poudres et des élixirs, soyez très circonspect dans le choix que vous en ferez. Je vous conseillerai même de les apprêter à la maison, pour être bien certain qu'ils ne contiennent ni crème de tartre, ni terre sigillée, ni sels calcaires, toutes substances qui seraient fatales à l'émail de la dent et nuiraient à la pureté de l'haleine.

Voici quelques recettes dont je garantis l'excellence, pour préparer facilement des poudres et des élixirs dentifrices. (Elles sont dues à des médecins et à des pharmaciens.)

1° Carbonate de chaux précipitée.	200	grammes
Poudre de bol d'Arménie . .	200	—
— de magnésie	50	—
— de racine de pyrèthre .	25	—
— de girofle	25	—
— bi-carbonate de soude .	20	—
Essence de menthe anglaise. .	5	—

Mélangez le tout exactement.

2º Poudre de quinquina . . . 10 grammes

 Tannin . . . . 10 —

 Charbon de bois . . . . . 10 —

Porphyrisez dans le mortier. Conservez dans une boîte en porcelaine ou en bois.

3° Phosphate de chaux sec . 60 gr.

 Poudre d'iris . . . . 30 —

 Myrrhe pulvérisée. . . 1 — 50 cent.

Mélangez, puis ajoutez :

Solution de cocaïne. . . . 0 gr. 08 cent.

Huile d'eucalyptus. . . . 12 gouttes.

Triturez bien ensemble, mélangez, tamisez. Cette poudre est très bonne pour les dents malades et les gencives spongieuses.

4° Chaux précipitée, comme base.

Ajoutez :

Saponis pulvérisé . . . . . 4 grammes

Huile d'eucalyptus. . . . . 4 —

Acide carbonique . . . . . 4 —

Elixir dû à un pharmacien.

Anis vert. . . . . 25 grammes

Girofle	10 grammes
Cannelle	10 —
Quinquina	10 —
Racine de pyrèthre	10 —
Cochenille	4 —
Essence de menthe anglaise	6 —
Alcool rectifié à 90°	1 litre.

On fait infuser les substances diverses dans l'alcool pendant un mois. Puis on filtre au papier.

Voici une mixture recommandée par un bon dentiste, et qu'il préfère à l'eau de Botot :

Thymol	0 gr. 20 cent.
Acide benzoïque	2 — 50 —
Teinture d'eucalyptus	3 —
Eau	350 —

Agitez la bouteille.

On se rince la bouche avec cette eau, en se mettant au lit. C'est pendant la nuit que la bouche et les dents ont le plus à souffrir de la fermentation et de la putréfaction qui se produisent plus librement pendant le sommeil. Grâce au lavage indiqué, les dents cariées, débarrassées de ce qu'elles contiennent dans leurs cavités, ne peuvent plus devenir foyer de destruction et de douleur. La cause existante se trouve éliminée, est rendue inerte.

Pour la saison d'été, le plus délicieux, le meilleur des dentifrices, c'est... la fraise. Elle nettoie parfaitement les dents. On l'écrase sur sa brosse, on se frotte les dents, on rince à l'eau tiède.

Une infusion de pétales d'œillet procure le plus parfait des élixirs, pendant l'été également. L'œillet est antiseptique.

Je vous recommande de manger un petit morceau de croûte de pain à la fin de chaque repas (en famille). Après les desserts.

Le Tartre.

En dépit des lavages et des dentifrices, le tartre se dépose sur les dents les plus propres, à de rares exceptions près. Les goutteux, les rhumatisants voient le tartre se former sur leurs dents, en certaine abondance et malgré tous les soins.

Pour les autres tempéraments, un brossage énergique prévient toujours un peu l'apparition du tartre, le retarde, le détruit parfois.

On ordonne l'alun contre le tartre. Prenez-en légèrement sur votre brosse très peu humectée et frictionnez-vous les dents chaque matin. pendant deux ou trois jours de suite. Après l'opération, rincez-vous la bouche à l'eau miellée, pour corriger l'astringence de l'alun.

Mais il est souvent nécessaire d'avoir recours à des moyens plus énergiques pour détruire le mal. Le docteur Magitot, dont le nom est célèbre dans les fastes de l'art dentaire, n'hésite pas à employer le fer pour enlever le tartre redoutable. Une fois que le patient est entre ses mains, il n'y a pas à résister, il ne vous lâche qu'après être venu à bout de la concrétion pierreuse qui s'est formée sur les dents.

On a parfois la bouche pleine de sang, on voudrait arrêter le praticien, mais il ne vous laisse aller qu'après vous avoir délivré de cette cause première de la destruction des dents.

Le traitement subséquent consiste en fort peu de chose. Il n'y a plus qu'à sucer des pastilles au chlorate de potasse, mais des pastilles où la substance préservatrice ne fasse pas défaut... ce qui est si souvent le cas.

Quant au noir des dents, il est peut-être dangereux de l'enlever à l'aide de l'acide chlorhydrique. Beaucoup de dentistes consciencieux refusent de faire cette opération. On pourrait essayer le sel contre cette déplaisante végétation qui envahit les dents humaines, si cet inconvénient rendait trop malheureuse la personne qui s'en trouverait affligée.

A propos du sel, disons en quelle occasion il peut encore être d'un grand secours, au sujet des dents : Si, après l'extraction d'une dent, la bouche est remplie de sel et d'eau, on n'aura pas d'hémorrhagie à craindre.

Dents des enfants.

Il faut s'occuper des dents des bébés, aussitôt que la première dentition *commence*. Quel moment pénible, douloureux pour les pauvres petits enfants... et pour la mère qui redoute des accidents parfois mortels.

On facilitera l'éruption des premières et mignonnes quenottes, en frottant les gencives du pauvre bébé avec du miel de Narbonne. Ce liniment attendrit les chairs (en même temps qu'absorbé par l'estomac, il rafraîchit l'intestin) et les dents sortent sans occasionner ces souffrances qui amènent quelquefois les convulsions... la mort. La croûte de pain, la racine de guimauve, le hochet, inventés par les nourrices, sont très utiles, activent la dentition.

L'importance de l'attention à accorder aux dents des enfants s'explique aux moins intelligents. Elle a un double but : prévenir des douleurs atroces dans le présent, et qu'ils sont trop faibles pour supporter ; leur assurer, pour l'avenir, une denture saine et belle.

A la seconde dentition, il y a souvent à combattre chez l'enfant des influences délétères. On a plus ou moins de mauvaises chances pour la formation de la carie, du tartre ; il faut y prendre garde, demander conseil, ne pas négliger les précautions qui peuvent enrayer l'action du mal.

Une vraie mère veillera également à la pousse régulière des dents. Les dentistes peuvent corriger, par des soins immédiats, toute difformité dentaire en train de se produire.

LA VOIX

L'Organe.

Une jolie voix est une puissante séduction féminine. On aime aussi les belles voix masculines, pleines, sonores, qui n'ont subi aucune altération.

Nous devons donc veiller sur l'organe qui nous a été départi par la nature, afin de le conserver en bon état ou de l'améliorer. Une voix rude peut s'assouplir à force d'étude, de volonté, de travail. Une voix criarde peut baisser de ton, une voix brève peut s'adoucir.

Il faut parler d'une voix plutôt basse, mais distincte. Crier en parlant dénote des habitudes vulgaires, quelquefois l'esprit de domination : bien des gens couvrent la voix des autres dans la discussion, pour les empêcher d'émettre leur pensée, de faire une observation juste ou judicieuse. Pour garder à la voix un ton convenable, il est bon de ne jamais causer d'un bout à l'autre de l'appartement, du haut en bas d'une maison, comme cela arrive si souvent et sans nécessité. Pour se faire entendre, chacun est obligé de crier de son côté, de toutes ses forces, ce qui grossit, éraille la voix à la longue.

Il y a aussi des gens qui, entendant quelqu'un les interpeller et ne comprenant pas bien ce qu'on leur dit, n'accordent aucune marque d'attention, soit distraction, soit mépris de tout ce qui est autrui. Celui qui a parlé est, alors, obligé de recommencer en enflant beaucoup sa voix et il en conserve parfois l'habitude, sans utilité. Ces choses-là se passent ordinairement en famille, où l'on manque si souvent à la politesse, aux égards qu'on se doit réciproquement, au foyer plus que partout ailleurs.

On s'efforcera de ne jamais crier, même sous l'empire de la colère, de l'indignation, de la douleur. Tel cri perd à jamais les cordes d'une voix harmonieuse.

Empêchons les enfants de crier dans leurs jeux. J'entends les cris stridents, affreux, qu'ils font si souvent entendre. Quand les tout petits crient en trépignant de colère, on leur jette quelques gouttes d'eau au visage et on s'éloigne un peu sans leur rien dire. Ils cessent alors leurs cris qui peuvent être dangereux, tant la petite existence est frêle.

Un médecin aurait trouvé le moyen de rendre toute voix beaucoup plus harmonieuse. Il réclame pour le peroxyde d'hydrogène le pouvoir d'améliorer la voix, en tant que timbre et force. Il prêche, en conséquence, son emploi aux ténors, barytons, prima dona, etc., et aux simples mortels désireux de posséder une voix d'or ou de cristal. Il se fonde sur ce que le peroxyde est un constituant de l'air et de la rosée en Italie, et qu'à sa présence est due la beauté, l'ampleur des organes transalpins. Ce docteur a inventé un composé chimique pour remplacer l'air d'Italie. Après inhalations, la voix des assistants était plus pleine, plus claire, plus riche, d'un son moelleux.

Petites maladies de la gorge.

Que de voix enrouées ou éraillées par suite d'excès ou de fatigues inutilement imposés à la voix ! Quelle disgrâce pour une femme et même pour un homme, qu'une voix rauque, indistincte, désagréable à entendre ! Et le plus souvent on pourrait prévenir le mal, tout au moins y remédier.

Mais il est des enrouements qui proviennent de causes indépendantes de la volonté. Par exemple, celui qui est occasionné par la trop grande largeur du larynx. Il faut alors contracter celui-ci, pour l'empêcher d'émettre ces vilains sons rauques, qui désolent une oreille délicate. La limonade, l'orangeade, l'eau acidulée de verjus conviennent en boissons, dans ce cas où l'on doit toujours boire froid. On peut aussi se gargariser au moyen d'un mélange égal d'eau et de verjus.

Si l'enrouement résulte d'une bronchite ou d'une angine légère, on emploie le sirop d'herbe aux chantres (moutarde des haies, scientifiquement : *sasymbrium officinal*) pour se gargariser. Cette plante est, à la fois, tonique et pectorale.

Dans tous les cas d'enrouement, on se trouve bien de parler le moins possible ou très bas, de boire de l'eau d'orge perlé, de manger de la gelée de cassis.

Néron buvait de l'eau de poireau pour entretenir sa voix en bon état. L'oignon aurait la même influence sur notre organe. La pomme de reinette cuite au four dans sa pelure est très recommandée aux orateurs, et tout le monde sait qu'un grand nombre de chanteurs avalent ou sont censés avaler un jaune d'œuf cru, à jeun, chaque matin, pour éclaircir leur voix.

Le lait de beurre (ou petit lait) rafraîchit les voix fatiguées.

Le tabac, l'alcool, tous les stimulants violents, sont contraires à la voix. La nourriture échauffante, épicée, les condiments, sont repoussés par ceux qui tiennent à la souplesse de leur organe.

Recettes pour éclaircir la voix.

Les Arabes ont un très agréable remède contre l'aphonie. Le malade est nourri exclusivement, jusqu'à guérison, de pulpe d'abricot, cuite à la manière ordinaire, puis desséchée au grand soleil du Sahara.

Si une légère irritation de la gorge venait à enlever aux cordes de votre voix, leur douceur et leur sonorité musicales, il faudrait vous gargariser avec de l'eau salée (sel de cuisine).

Il est très bon de respirer la vapeur du lait chaud, dans lequel on a faif bouillir des figues grasses, pour rendre le son de voix plus moelleux.

Les fumigations sont excellentes. On mêle ensemble un peu de succin et de myrrhe pulvérisés, on jette ces poudres sur une pelle rougie au feu et on en aspire la fumée.

On recommande encore une infusion de véronique mâle avec un peu de sucre candi. Un verre à jeun.

LES YEUX

Le langage des yeux.

Il est des yeux si beaux qu'ils font oublier l'irrégularité des traits et même d'autres défauts physiques. Ils exercent un charme attractif et souverain.

Leur puissance ne réside pas dans leur couleur : qu'ils aient emprunté la teinte du bleuet ou qu'ils brillent comme des diamants noirs, qu'ils semblent réfléchir le ciel de mai ou qu'ils soient veloutés sous leurs longs cils, ils ne sont beaux que par l'expression.

Ils faut qu'ils réflètent une âme : âme forte et grande, âme tendre et douce, âme loyale et sûre, âme ardente et aimante. Il faut que l'être intérieur vienne se peindre dans ces yeux ; il faut qu'on sente, grâce à eux, que, sous cette enveloppe de chair, un

souffle immatériel nous anime et doit nous sur-
vivre.

Quand l'œil n'exprime rien, c'est que l'âme indi-
viduelle est endormie, appesantie. Ces yeux morts
n'iront jamais éveiller chez les autres les sympa-
thies vives et profondes ; ils n'entraîneront ni les
cœurs ni les intelligences, ils n'ont aucun pouvoir.

Les uns aiment les yeux bleus, les autres adorent
les yeux noirs. L'œil a des conditions de beauté ; il
doit être long, affecter la forme de l'amande, être
frangé de grands cils, etc., etc. Ceux-ci les veulent
doux, ceux-là leur demandent d'étinceler. Avant
tout, l'œil doit être largement ouvert, avec un beau
regard direct et franc, un regard qui ose rencontrer
un autre regard. Je ne veux pas, bien entendu,
condamner le timide regard d'une jeune fille, qui
se détourne étonné, presque craintif, devant un
regard passionné. Mais je n'aime pas le regard
fuyant, qui se dérobe. Il est bon de faire prendre
aux enfants l'habitude de regarder en face, non pas
avec insolence, mais avec simplicité, avec une
noble assurance, avec la confiance que tout être
honnête doit avoir en lui-même et dans les autres.
Il ne faut jamais, non plus, comprimer l'élan, l'enthousiasme chez les êtres jeunes, quand cet élan,
cet enthousiasme sont excités par les belles choses,

les grandes choses, les bonnes choses. S'ils sont forcés de dissimuler le bouillonnement de leur jeune sang, si on empêche leur cœur de battre en liberté, ils voileront la flamme de leur regard et leur œil perdra de sa sincérité.

Les beaux yeux sont ceux qui racontent tous nos sentiments sans aucun détour. J'en connais qui sont doux, tendres et bons, mais qui s'animent et lancent des éclairs dans les moments d'indignation ou dans l'admiration. Ils ne savent rien cacher. Vous pouvez avoir confiance en celui qui possède ces yeux-là.

Prenez garde à l'homme dont le regard est impénétrable. Il n'est pas mauvais, peut-être, mais il pourrait l'être. Il y a des yeux qui vous inondent de lumière, d'autres derrière lesquels il semble qu'on ait tiré un rideau.

Ceux qui ont un peu vécu surprennent la nature morale dans le regard. Qui examine bien attentivement les yeux d'autrui est rarement trompé en ce monde. Il sait si l'être qu'il essaie de déchiffrer est artificieux ou loyal, ouvert ou fermé, dur ou tendre, énergique ou mou, vibrant ou indifférent.

Deux êtres qui s'aiment, se parlent par les yeux, sans qu'il soit besoin d'autre langage. L'amour, dit un poète anglais, naît par les yeux... malheureusement, il ajoute un peu trivialement « comme la pomme de terre », faisant allusion aux germes (ou yeux) du tubercule qui donnent naissance à d'autres pommes de terre.

Combien de fois n'avez-vous pas entendu dire : Il a suffi d'un de ses regards pour que je me donne tout entier, pour m'enchaîner à jamais.

Oui, il y a des yeux magnifiques par leur expression, admirables par leur limpidité, dont on ne peut plus se détourner et qui vous prennent le cœur et l'âme, sans qu'on puisse leur résister.

Il y a des yeux puissants, hypnotiseurs. Heureux s'ils n'usent de leur pouvoir fascinateur que pour le bien.

Pour moi, ils ne sont absolument beaux qu'à condition de refléter de bonnes et saines pensées, de nobles sentiments. L'indignation généreuse n'en altère pas la séduction et j'aime à les voir briller du feu de l'enthousiasme.

Mais que la jalousie, la ruse, l'envie, la brutale colère viennent se peindre dans les yeux les plus parfaits de forme et de couleur, ils perdent soudain leur charme et leur puissance.

Soins à donner aux yeux.

Je sais que l'expression des yeux fait la plus grande partie de leur beauté, encore faut-il qu'ils ne soient ni rougis, ni enflammés, ni fatigués, ni dépourvus de cils, pour garder toute leur fascination séductrice.

Ne vous frottez jamais les yeux. Cette habitude se paie par la rougeur des paupières. Même quand un petit corps étranger s'est introduit dans l'œil, n'irritez pas celui-ci en essayant de faire sortir l'intrus par les moyens violents. Fermez doucement les yeux et restez ainsi patiemment pendant un quart d'heure, s'il le faut. Les larmes, que l'œil répand naturellement, expulseront l'indiscret.

Si c'est le vent qui vous a rougi les paupières, lavez-les à l'aide d'eau tiède *un peu* salée (sel de cuisine).

Les voiles, et surtout les voiles à pois, sont très nuisibles à la vue. Ils ne devraient donc être adoptés que dans les rudes mois d'hiver, comme une protection pour le visage contre le froid.

Les longues veilles, la lumière artificielle rougissent et fatiguent les yeux. Les lampes doivent être munies de larges abat-jour. Il est dangereux pour la vue de regarder fixement le soleil ou un foyer de lumière électrique. La lumière du gaz, des bougies, des lampes ordinaires doit être tamisée au moyen d'écrans, de verres couleur fumée, etc.

Ne vous amusez pas à suivre les jeux de la flamme du foyer, à considérer les dessins formés par les braises incandescentes. Un écran est nécessaire, même quand on ne peut apercevoir le feu que de côté.

Les murs blancs, où la lumière se reflète vivement, la neige, les routes blanchies par les rayons du soleil d'été fatiguent beaucoup la vue, surtout lorsque les yeux ne sont pas protégés par des verres de couleur... et, d'autre part, quelques oculistes assurent que ces verres sont nuisibles. Les chapeaux à larges bords, dépassant le front, forment la meilleure coiffure d'été, en ce sens qu'ils abritent les yeux contre la lumière trop ardente et les rayons trop vifs.

Si bons que soient vos yeux, accordez-leur un peu de repos, après deux heures de travail continu, soit de plume, soit d'aiguille, etc. Pas d'occupations trop suivies, où ils doivent fixer de petits objets, lorsqu'ils sont faibles. N'écrivez pas, ne lisez pas, ne cousez pas, ne vous livrez à aucun travail exigeant un effort des yeux, lorsque la lumière est insuffisante. Pendant tout travail, fermez de temps en temps les yeux un instant. Laissez-les aussi errer au loin, par intervalles.

Les couleurs reposantes pour les yeux sont le vert et le bleu. Ne vous entourez pas de couleurs trop vives. Le rouge aveugle. Préférez les tons doux, très fondus en fait de tentures, d'étoffes, de papier, etc.

Les nuances sombres ne conviennent ni dans la décoration ni dans l'ameublement. Un trop grand contraste entre les teintes fatigue également la vue.

La lumière doit venir de côté, non de face. Quand on travaille, il faut la recevoir à gauche.

On doit écrire sur du papier teinté et ne lire que des livres et des journaux bien imprimés. Il faut tâcher de ne pas trop se coucher en lisant, écrivant, cousant, etc., pour éviter la congestion de la tête, de la face. Il est mauvais pour la vue de lire en chemin de fer, en voiture, en marchant, au lit, lorsqu'on est fatigué physiquement et aussi dans la convalescence.

Soignez votre estomac. On prétend que Milton devint aveugle non seulement pour avoir surmené ses yeux, mais encore parce qu'il était atteint de dyspepsie. L'habitation des lieux humides produit souvent un affaiblissement de la vue. Les conditions hygiéniques sont importantes pour la vue : la sobriété, la fuite de tout excès ont toujours eu pour résultat (ou récompense) l'excellence de la vue. Mais le défaut de nourriture serait aussi défavorable.

Craignez le passage trop brusque de la chaleur au froid, de l'obscurité à la lumière. A cet effet, les lits ne seront pas disposés de façon que les yeux reçoivent de face les rayons du jour ou du soleil, au réveil. La lumière doit leur arriver de côté. Il est bon d'attendre quelques instants pour lire, écrire, travailler, quand on arrive d'un lieu obscur dans une pièce vivement éclairée.

Montaigne conseille d'appliquer un verre incolore sur la page qu'on lit, on retarde ainsi assez longtemps l'emploi des lunettes pour la lecture. Sous le verre, le papier du livre ou du journal est, en effet, d'un blanc moins cru et les caractères apparaissent plus nets. On évitera, toutefois, de laisser la lumière de la lampe frapper directement sur le verre.

Ne vous frottez jamais les yeux au réveil et empêchez les petits enfants de prendre cette habitude.

Usez le moins possible des loupes, microscopes, lunettes d'approche. Enlevez vos lunettes ou votre lorgnon, toutes les fois que vous pouvez vous en passer ; pour vous promener, pour causer, etc.

Baignez-vous assez fréquemment les yeux ; surtout le matin et le soir. Si vous craignez les congestions, servez-vous d'eau tiédie. Le thé en infusion faible, le thé noir est bon pour baigner les yeux douloureux.

Evitez tout collyre qui ne vous aurait pas été prescrit par un bon médecin ou un oculiste.

Si vos paupières sont enflammées, lavez-les avec de l'eau de rose et de plantain. Le jus de la fraise, bien passé à travers un linge est aussi très bienfaisant.

Un vieux docteur conseillait l'eau de sureau contre les picotements douloureux qu'on éprouve parfois dans les yeux.

L'eau de cerfeuil ou de laitue rafraîchit les yeux irrités.

Un médecin recommande la préparation suivante : un litre d'eau douce, une pincée de sel de cuisine, une cuillerée à bouche de bonne eau-de-vie. Laissez dissoudre. Agitez la bouteille avant de vous servir de la mixture. Cette eau fortifie promptement la vue, lui rend son ancienne vigueur. Le soir, ajoute ce médecin, est le meilleur moment à choisir pour se laver les yeux.

Les cils.

Pour être beaux, pour bien protéger l'œil, les cils doivent être longs et épais. Dans ces conditions, ils adoucissent beaucoup le regard.

On assure qu'il existe une pommade médicale pour les faire croître, la pommade trikogène. Quelques femmes font aussi tailler l'extrémité de leurs cils par un praticien, pour leur donner épaisseur et longueur par quelques coupes.

Il ne faut jamais se frotter les yeux. Cette habitude, mauvaise à plus d'un titre, détermine la chute des cils.

Je ne conseille pas de les noicir, malgré la séduction que leur teinte foncée peut donner aux yeux.

Tout maquillage aussi près de cet organe précieux, la vue, est deux fois dangereux.

Les sourcils.

Les sourcils en broussaille donnent quelque chose de brutal et de hérissé au visage. On a imaginé de tout petits peignes très fins pour les mettre en bon ordre.

Les sourcils fins, tracés au pinceau, bien arqués, impriment à la physionomie un air de sérénité. Par contre, des sourcils un peu épais avantagent l'œil.

Des sourcils rares, mal fournis, qui tracent une ligne rouge au-dessus de l'œil, sont une véritable disgrâce. On peut essayer de les faire croître en les frottant un peu, chaque matin, avec de l'huile de pétrole, après les avoir lotionnés à l'eau froide. La coupe des sourcils aide également à leur épaississement.

Si l'on tenait à allonger ses sourcils ou à les noircir, malgré mon horreur de maquillage, j'indiquerais un moyen, parce qu'il est absolument inoffensif : c'est une solution d'encre de Chine dans de l'eau de rose. Cela est un secret de harem.

Autres conseils.

On assure que le strabisme est dû, assez souvent, à l'exposition des berceaux qui reçoivent un mauvais jour ou un faux jour. Le bébé en s'éveillant est, alors, forcé de loucher.

Le lit des enfants sera, en conséquence, placé avec discernement. Le jour doit arriver de côté, jamais en face, ni derrière la tête.

Le strabisme se corrige heureusement, se détruit même. Nous engageons ceux qui en sont affligés à se soumettre au traitement qui peut rendre à notre regard la droiture qui fait la principale beauté de l'œil.

La dépense de temps et d'argent, la souffrance même ne doivent arrêter personne. Les résultats obtenus dédommageront amplement de tous les sacrifices.

LE NEZ

Sa rougeur anormale.

Votre nez pourra être de la ciselure la plus exquise, si les roses de vos joues ne sont aussi portées sur cette partie de votre visage, où elles sont déplacées, vous préférerez, à ce nez grec enflammé, un nez camus bien blanc. Et vous n'auriez pas tort si, à ce petit mal, il n'existait pas de remède.

Quand la rougeur du nez n'est pas due au froid, mais à la sécheresse du conduit nasal ou à la délicatesse des vaisseaux capillaires, il est facile de faire cesser cette inflammation. On prépare une eau composée comme suit : borax en poudre, 10 grammes, eau de Cologne, une cuillerée à café, eau douce, 150 grammes. Faites fondre le borax dans l'eau, puis ajoutez l'eau de Cologne. Il suffit d'humecter le nez au moyen de cette eau et de

laisser sécher sans essuyer. Le nez recommence-t-il
à *brûler*, on réitère la lotion.

Voici une autre mixture, elle ne diffère pas beaucoup de la première, cependant nous la donnerons
également. Faites dissoudre 2 grammes de borax
dans 15 grammes d'eau de roses et autant d'eau de
fleurs d'oranger. — Trois fois par jour, au moins,
vous vous humecterez le nez avec cette eau rafraîchissante et vous n'essuierez pas.

La rougeur du nez provient souvent d'une sorte
de congestion. Dans ce cas, on ne le lavera jamais
qu'à l'eau *chaude*, le soir en se couchant.

La rougeur désagréable qui nous occupe peut
aussi être imputée au genre de tempérament. Les
scrofuleux en sont affligés. Ils s'abstiendront de
jambon, de porc sous toutes ses formes : viande,
lard, graisse, charcuterie; et aussi de viandes
salées, d'aliments très épicés.

Cette rougeur tient encore au mauvais état des
narines, qui enflent occasionnellement. Lavez-vous
alors à l'eau chaude. L'eau froide augmenterait la
rougeur du nez. Ne touchez jamais aux narines
avec les doigts. Respirez un peu d'eau chaude.
Rejetez-la doucement. Un peu de crème épaisse
étendue sur les parties irritées, les protégerait
beaucoup contre les effets de l'air, adoucirait la

surface enflammée. Un froid dans la tête aggraverait le mal, il faut se couvrir la tête pour dormir.

L'étroitesse des vêtements, du corset surtout, une trop faible action du cœur occasionnent aussi cette rougeur. Dans le premier cas, il est indiqué de desserrer ses vêtements. Dans le second, on prendra beaucoup de repos; on se lavera le corps à l'eau froide, le matin en se levant, usant d'une brosse de crin pour se frotter vigoureusement ensuite. On s'essuie bien à sec jusqu'à amener la chaleur à la peau. Il faut encore respirer un air pur, jour et nuit.

Poils du nez.

Les nez masculins sont très souvent ornés (?) de poils sur leur bout, sec ou charnu. Il n'y a nul inconvénient à arracher cette végétation tout à fait déplacée, au moyen de la petite pince à épiler.

Mais le procédé pourrait être dangereux pour ceux qui naissent à l'intérieur des narines, l'inflammation causée par l'extraction de ces poils ou par l'application d'épilatoires, pourrait compromettre la forme et jusqu'à l'existence de l'important organe olfactif. Il faut donc se borner à couper ces poils importuns.

Tannes ou points noirs.

Quant aux petits points noirs dont beaucoup de nez (et quelquefois de joues) sont piquetés — tannes ou vers, ce n'est pas moi qui déciderai — on assure qu'il faut extirper l'acarus ou l'excès de sécrétion sébacée en serrant, entre ses doigts, le point noir déterminé par l'une ou l'autre de ces causes.

On conseille des lotions à l'eau fraîche ou à l'eau additionnée de quelques gouttes de teinture de benjoin ; des frictions à la glycérine diluée. Un chimiste recommande les frictions au savon noir. Un médecin préconise aussi ce savon, mais en couche légère, sur les parties affectées ; l'opération doit avoir lieu le soir, en se mettant au lit.

La rhinoplastie.

Cette science qui concerne le nez a fait de tels progrès qu'on peut arriver à modifier, à changer la forme du nez. Les procédés employés sont encore du ressort de la médecine.

Cependant, j'indiquerai aux personnes affligées d'un gros nez le moyen de le faire diminuer de proportions. Il suffit de porter des lunettes pince-nez sans verres pendant la nuit et — le jour — dans la solitude.

Si le nez était un peu de travers — déviait de la ligne médiane — il faudrait se moucher *exclusivement* du côté défectueux, jusqu'à ce que le nez se fût bien redressé.

A New-York, les milliardaires se refont un nez grec, romain ou juif, au choix, au moyen d'un appareil porté pendant la nuit.

L'OREILLE

Propreté de l'oreille.

Vous me trouverez peut-être bien naturaliste si j'insiste sur le nettoyage de l'oreille externe et du conduit auditif, externe aussi. Mais il y a des personnes très scrupuleusement propres qui, faute de bien voir cette partie de leur corps dans ses détails, et usant d'une éponge ou d'une serviette seulement pour le lavage de l'oreille, n'arrivent pas à débarrasser tous les coins des poussières qui peuvent s'y être amassées, ni des souillures quelconques. Un petit instrument d'ivoire est nécessaire. On le recouvre d'un coin de la serviette mouillée et il pénètre parfaitement dans tous les détours et recoins du pavillon et auricule, préalablement savonnés, mais où les doigts, si fins qu'ils soient, n'auraient pu terminer complètement le nettoyage.

Le cure-oreilles, toujours recouvert par la serviette, sert à débarrasser le conduit auditif externe du cérumen (matière jaune), qui est nécessaire à l'oreille, mais s'accumule en quantité inutile, nuisible même, et déplaisante à l'œil, si l'on n'a soin d'enlever, chaque jour, l'excédent de cette sécrétion.

J'ai vu de charmantes oreilles, petites, de la forme d'une fève, ourlées de rose, mais qui semblaient déshonorées par un nettoyage trop sommaire. D'adorables qu'elles auraient pu être, leur aspect était presque repoussant. Qu'est-ce donc quand l'oreille n'a rien de remarquable, lorsqu'elle est laide ?

Précautions à prendre pour éviter la surdité.

Si vous aviez une tendance à la surdité et même à la simple dureté d'oreille, il faudrait bien prendre garde d'humecter vos cheveux. Au bain froid, vous éviteriez de plonger. Vous porteriez, même dans la baignoire, une cape de soie imperméable.

Lorsque l'oreille vous démange, dans l'intérieur, n'employez jamais pour la gratter ni la tête d'une épingle, ni une épingle à cheveux, ni le bout d'un crayon ou tout autre objet analogue.

Quand on a l'oreille un peu dure il est nuisible pour l'ouïe, de se laisser refroidir les pieds. Craignez l'humidité pour vos extrémités inférieures, ne vous asseyez jamais le dos tourné à une fenêtre ouverte. Ces imprudences aggraveraient votre infirmité.

Ne versez jamais dans l'oreille aucun liquide, qui n'ait été chauffé au préalable. N'y mettez ni huile, ni lait, ni autres matières grasses sous prétexte de vous soulager, quand vous y avez mal. Tout ce qui est graisse rancit et excite l'inflammation.

Un insecte vivant vient-il à pénétrer dans votre oreille, n'en soyez pas alarmé, l'amer cérumen lui fera rapidement vider les lieux. D'ailleurs, vous pouvez faire répandre de l'eau chaude dans le canal de votre oreille envahie, l'insecte sera noyé, viendra à la surface, où on le saisira avec les doigts. Quelques bouffées de tabac stupéfieraient l'intrus, qui s'introduit là où il n'a que faire.

Ne frappez jamais un enfant sur l'oreille, vous pourriez rompre le tympan et causer, par votre brutalité, une surdité incurable.

L'Éventail acoustique.

Je veux indiquer aux femmes atteintes de certaines formes nerveuses de surdité, un moyen extrèmement simple et facile d'atténuer cette désagréable infirmité, qui raie presque de la société humaine ceux qui en sont affligés, en les empêchant d'entendre les conversations et, en conséquence, d'y prendre part.

Elles auront toujours sous la main un éventail japonais, fait de bâtons de bambou, fendus en deux, et recouvert de papier. Lorsqu'elles voudront écouter, elles saisiront l'éventail, le déplieront, en appuieront le bord supérieur contre leur mâchoire (côté où l'on parle ou côté de la mauvaise oreille), le ployant assez, pour donner quelque tension aux baguettes de bambou. Elles seront toutes surprises d'entendre comme si elles se servaient d'audiphone et de dentaphone. En outre, ce sera d'un appareil moins solennel et plus gracieux.

LA MAIN

Sa beauté.

On prétend qu'il faut descendre d'une race oisive depuis cinq siècles pour posséder une main dont l'élégance et la forme aristocratique ne laissent rien à désirer.

Je ne sais si cette recette est infaillible; elle n'est pas à la portée de tous, cela est certain.

Mais on peut se consoler. C'est déjà beaucoup d'avoir une main blanche et délicate, même quand elle n'est pas parfaitement modelée et, au moins, cela est possible, tout en travaillant, s'occupant de son ménage, jardinant, à condition, bien entendu, de prendre quelques soins, de se donner quelques peines.

Ne craignez donc pas de mettre la main à la pâte, toutes les fois qu'il le faut, d'utiliser les mains que Dieu vous a données pour vous en servir et pour le service des autres. Nous vous enseignerons à les garder douces et fines, en dépit des travaux auxquels vous pourriez être forcées de vous livrer.

Les grandes dames d'autrefois attachaient tant d'importance à la beauté des mains, que l'une d'elles, la comtesse de Soissons, ne les fermait jamais, dans la crainte d'en durcir les jointures. Quel supplice! Voudriez-vous vous condamner ainsi à ne faire œuvre de vos dix doigts?

C'est pour la même raison qu'on chargeait les pages, et, plus tard, les laquais de porter le livre d'heures et autres petits objets qu'on trouvait trop lourds pour les mains étroites et menues, en mousseline blanche. Au dix-huitième siècle, les femmes de la noblesse faisaient encore ouvrir toutes les portes devant elles par leurs gens, dans la crainte de grossir leurs mains en tournant les boutons et en poussant les vantaux. On citait alors la marquise de Créquy, comme une femme étonnamment résolue, « car, disait-on, si elle n'avait pas de laquais, elle ouvrirait les portes elle-même, *sans crainte des ampoules aux mains.* »

A notre époque, les petites mains sont plus vaillantes que cela. Il en est qui ne reculent pas devant le maniement de la terre glaise... et nous félicitons ces mondaines, qui ont horreur de l'oisiveté où se complaisaient leurs aïeules.

Si la main était affligée de poireaux, de verrues, il faudrait détruire cette vilaine végétation, comme nous l'avons indiqué au chapitre du visage.

Soins à donner à la main.

Pour « faire son ménage », pour jardiner, on portera des gants — les vieux gants défraîchis, élargis par l'usage. Ils défendront les mains des effets de l'air et les préserveront aussi des souillures, ce qui permettra de les laver moins souvent. Or, les lavages trop répétés ont leurs mauvais côtés.

Mais certains travaux ne peuvent s'exécuter avec des mains couvertes de gants et, dans ce cas, il faut bien se nettoyer les mains aussi souvent qu'il est nécessaire. Sans doute. Alors on n'emploiera pas ces savons corrosifs qui détériorent la peau, jusqu'à ne pouvoir remédier au mal. Le savon de Marseille, bien blanc, bien pur, un peu parfumé, est le seul à recommander. On délaiera en même temps un peu de gruau ou de son dans l'eau *tiède* qui servira à se laver les mains. Si elles étaient très tachées, on emploierait un peu de borax ou d'ammoniaque.

Les mains les plus rudes s'adoucissent, si on les soigne pendant quelques instants, chaque soir, avant de se mettre au lit. Il ne faut guère plus de cinq minutes, mettons dix, pour effacer les traces que les gros travaux peuvent avoir laissées à nos mains. Un petit arsenal est nécessaire, mais il est fort peu dispendieux : Une brosse à ongles, une pierre ponce, une boîte de borax en poudre, un flacon d'ammoniaque, un pot contenant du sable fin et blanc, un citron.

Voit-on se former une espèce de peau dure à l'intérieur de la main, on frottera l'endroit épaissi, aussi patiemment et longuement qu'il sera nécessaire, au moyen de la pierre ponce. Cette opération a son importance pour garder à la main sa douceur, au toucher sa délicatesse.

On enlève les taches soit avec le sable, soit avec le borax ou l'ammoniaque, selon leur nature.

On nettoie parfaitement toutes les lignes de l'intérieur de la paume qui se sont remplies d'une matière noire et graisseuse par leur contact avec les balais, les torchons, etc.

Ai-je dit, qu'au préalable, on s'est bien lavé

les mains? J'indiquerai plus loin les soins à donner aux ongles.

Quand les mains sont devenues parfaitement nettes, on se les frotte avec du gruau sec et on porte des gants pour la nuit.

Si la glycérine n'avait pas de mauvais effets sur la peau, on la préférerait au gruau et on l'emploierait pure. La mixture suivante pourrait la faire accepter par tout le monde : un jaune d'œuf, six grammes de glycérine, sept grammes de borax. mélangez bien. Enduisez vos mains de cette espèce de pommade. Couvrez-les toujours de gants.

Le gruau, plus économique, peut suffire. On recommande encore le blanc d'œuf, où l'on a fait dissoudre de l'alun. 5 centigrammes pour un blanc d'œuf.

Si les mains étaient très rudes, très abîmées, le cold-cream pourrait être employé avec grand avantage, au commencement du traitement journalier que nous avons indiqué. Après un mois d'usage, il aurait remis les mains en assez bon état pour permettre de n'avoir plus recours qu'au gruau sec.

Pour blanchir les mains qui ne se livrent pas à de constantes occupations de ménage, il n'y a qu'à les laver matin et soir dans une claire bouillie de gruau.

Une mixture de jus de citron et de glycérine (parties égales) est encore très préconisée contre la rougeur des mains.

Et voici la recette de la pâte d'amandes : Prenez 50 grammes d'amandes amères, jetez-les dans l'eau bouillante pour les débarrasser de leur pellicule. Faites-les sécher. Pilez-les ensuite dans un mortier — ou écrasez-les sous une bouteille épaisse. — Pilez à part 30 grammes de racine d'iris (si votre peau n'est pas irritable) et 30 grammes d'amidon. Mélangez aux amandes pilées ou écrasées. Ajoutez quatre jaunes d'œuf, incorporez bien. Humectez votre pâte avec 200 grammes d'esprit-de-vin et vingt gouttes d'essence de rose. Faites chauffer sur un feu excessivement doux, en remuant sans cesse avec une cuiller. Cette préparation se garde en pots dans un endroit sec. Elle s'y pulvérise. — On emploie cette poudre à se frotter les mains, matin et soir.

On peut aussi préparer cette pâte avec de la farine d'amandes amères, 250 grammes, de l'huile d'amandes douces, 500 grammes, du miel, 500 grammes ; des jaunes d'œufs, 6.

Le miel est fondu à part, puis on le pétrit avec

la farine et les œufs. L'huile s'ajoute en dernier
lieu, en repétrissant à nouveau.

Nettoyage des mains dans la journée.

N'ayez jamais les mains souillées, mais repous-
sez le savon pour vous les laver, toutes les fois
qu'il n'est pas absolument nécessaire. Le jus de
citron les débarrasse bien de certaines macula-
tures. Si, de ce jus on humecte un peu de sel, on
viendra à bout, grâce à cette simple composition,
de toutes les taches possibles.

Si on avait une pelure fraîche d'orange ou de
citron au moment où l'on veut enlever de ses
mains une tache de goudron, on se servirait, avec
grand avantage, de cette écorce, en l'employant du
côté extérieur. On aurait soin de s'essuyer les
mains immédiatement pour les sécher.

Les tomates mûres et les fraises, une feuille
d'oseille, un peu de lait, sont employés avec un
succès presqu'égal au jus de citron, pour faire disparaître les taches d'encre des mains.

Lorsqu'on est forcée de peler des pommes de
terre, il faut avoir les mains bien sèches pour faire
ce travail et ne pas les laver tout de suite après

l'avoir fini. En prenant cette toute petite précaution, les mains ne sont pas tachées par le suc du tubercule.

Après avoir épluché des fruits et certains légumes, un peu de jus de citron remet les mains en bon état. On les a humectées d'eau, au préalable.

Après de très rudes travaux qui exigent un nettoyage énergique, au lieu de vous servir d'une solution de potasse (en hiver surtout), employez donc la gelée de pétrole (scientifiquement vaseline). Cette substance fait disparaître toutes sortes de taches. On se frotte les mains avec une petite quantité de gelée, celle-ci pénètre bien dans les pores de la peau et s'y incorpore avec les matières graisseuses. On se lave ensuite les mains au savon et à l'eau chaude ; ce traitement les rend très douces, en même temps que très nettes.

Voilà comment les mains, « sanctifiées par le travail », peuvent encore garder une apparence agréable, ce qui n'est pas à dédaigner, je vous assure, surtout lorsque cet avantage peut s'obtenir facilement.

Mains moites.

Les mains moites, humides, sont impropres à certains travaux. De plus, beaucoup de personnes ne les serrent qu'avec répugnance. Or, il faut bien veiller à ne pas laisser naître de telles sensations à notre égard.

Pour donner aux mains la sécheresse convenable, on en frottera l'intérieur, plusieurs fois par jour, avec un linge imbibé de la préparation suivante :

Eau de Cologne . . .	70 grammes.
Teinture de belladone .	15 —

Lorsque les mains ont une tendance à transpirer trop abondamment, pour peu qu'on soit exposée à une grande chaleur, ce qui arrive dans les réunions nombreuses, avant de se ganter pour aller dans le monde, on plongera ses mains dans une eau où l'on aura fait dissoudre un peu d'alun en poudre.

Mains brunies.

À la fin des étés, on s'inquiète des teintes brunes que les mains ont gardées pour avoir été un peu trop baisées par le soleil. Entraînées par le goût toujours grandissant des plaisirs du dehors, beaucoup de jeunes filles, et même de jeunes femmes, se sont livrées aux jeux du crocket, du lawn-tennis, du volant et voire au canotage, avec une ardeur si passionnée, qu'elles ont oublié de préserver leurs menottes des caresses du grand astre. Ce n'était pas une affaire à la campagne, au bord de la mer. Les mains rousses, un peu rudes à l'intérieur convenaient presque au genre de vie que l'on menait, et le costume tailleur en molleton, le petit chapeau ou le béret ne leur étaient pas un voisinage trop redoutable. Mais, comme elles paraissent plus tannées, plus négligées, au milieu de la soie et des dentelles ! C'est alors qu'on regrette de n'avoir pas porté des gants larges, aisés, pour se livrer aux sports divers.

On court aux remèdes, le temps serait, de tous, le plus efficace. Mais quand on ne peut se résigner à attendre, il faut employer le jus de citron et la glycérine en mélange, ou une pâte faite de farine de maïs et de glycérine. Une jeune fermière de mes amies, n'use jamais que du lait de beurre aigri. L'acidité de la substance enlève les taches et le hâle, les brûlures du soleil; l'huile contenue dans ce liquide est singulièrement bienfaisante à la peau qu'elle adoucit beaucoup. Nulle préparation ne vaut encore ce lait de beurre, surtout si on s'y lave les mains au moment de se coucher et si on les recouvre de larges gants. Enfin, d'autres personnes ne se lavent les mains qu'à l'eau chaude dans la journée, quand elles ont à se les nettoyer. Le soir, elles les humectent d'eau de roses et de glycérine et portent des gants pour dormir.

Tous les remèdes indiqués aux chapitres du visage contre le hâle et les taches de rousseur peuvent s'appliquer également aux mains.

Grosses mains.

Si vous aviez la main un peu grosse, n'allez pas porter de manches serrées. La pression que subirait le bras, son malaise ferait encore gonfler la main. Un poignet étroit ne convient pas plus à une grosse main qu'un talon bas à un grand pied.

Si vos doigts sont carrés ou très gros à leur extrémités, vous les effilerez quelque peu en y exerçant des pincements, des tractions. Il va sans dire que vous n'obtiendrez pas du jour au lendemain les doigts fuselés que vous ambitionnez, mais avec le temps, vous apercevrez un changement notable et agréable.

Les gerçures et les crevasses

L'hiver est, pour les enfants et même pour plus d'une grande personne peu soigneuse d'elle-même, le temps d'une petite affliction bien incommode, je veux parler des gerçures aux mains.

Et, cependant, il y a bien peu de chose à faire pour éviter cette souffrance, qu'occasionnent les craquelures de la peau. Il suffit de s'essuyer parfaitement les mains, chaque fois qu'on se les lave, de ne jamais les exposer humides ni au froid ni à la chaleur du feu.

Les femmes qui soignent elles-mêmes leurs plantes d'appartement, qui peignent, qui se livrent à de petits travaux analogues, ou aux soins du ménage, se nettoient fréquemment les mains et, comme leur activité leur rend le temps précieux, elles font tout vivement, très vite. Dans le cas qui nous occupe, je les engagerai à sacrifier quelques instants à se sécher entièrement les mains, elles regagneront bien ces minutes : la cuisson, la douleur causée par les gerçures rendrait ultérieurement tout mouvement des mains lent et maladroit. Lorsqu'on a essuyé ses mains avec tout le soin désirable, on peut se les frotter devant le feu ou au-dessus, jusqu'à ce qu'elles soient très douces et très flexibles.

On doit forcer les enfants à se donner la peine de s'essuyer les mains comme nous l'indiquons. C'est pitié de voir les menottes rougies et gercées de la plupart des fillettes et des garçonnets. Les pauvrets souffrent abominablement du froid et de la chaleur artificielle. Les mains soignées supportent, au contraire, l'élévation factice de la température et son abaissement même considérable.

L'habitude de se frotter les mains avec du gruau sec avant de se mettre au lit, les préserve des effets désastreux du froid ou de la chaleur à laquelle elles peuvent être exposées. Il ne faut pas se laver les mains à l'eau froide, cela les rendrait plus susceptibles de se crevasser ; l'eau très chaude ne leur vaut rien non plus. Ce sont surtout les personnes dont la peau est courte, qui doivent s'essuyer les mains soigneusement après les avoir lavées. Elles les couvriront ensuite d'un peu de cold-cream ou de vaseline et les essuieront encore après cette application.

Si on avait méprisé nos avis, ou si on n'y avait pas accordé l'attention qu'ils méritent... je vous assure... le mal étant fait, voici le traitement auquel il faudrait se soumettre pour se guérir : Prenez de la vaseline ou du saindoux, de l'huile douce ou de la graisse de mouton et oignez-en bien vos mains, après les avoir lavées dans l'eau chaude. Quelle que soit l'une des quatre substances choisies, employez-la abondamment. Frottez-vous bien les mains en vous les tordant, en entrelaçant vos doigts pendant un temps assez long, jusqu'à ce qu'elles soient devenues douces et que vous n'éprouviez plus de souffrance, lorsque vous venez à les heurter à quelque corps dur. Il faut ensuite les débarrasser de cette graisse dont vous les avez enduites. Prenez de l'eau chaude, jetez-y quelques gouttes d'ammoniaque, et lavez-vous-y les mains avec de bon savon. Il est nécessaire de changer d'eau plusieurs fois. Après, on se frotte les mains avec la mixture suivante : Glycérine, eau de Cologne, eau douce, parties égales. L'opération terminée, on a des mains très douces, elles ne sont nullement graisseuses ou visqueuses, comme on le pourrait croire.

J'ai vu des mains qui semblaient cuites, la femme à qui elles appartenaient s'était livrée, par nécessité, à un travail continu de blanchissage pendant plusieurs jours. Elle souffrait beaucoup, la peau tendue, corrodée de ses pauvres mains, lui faisait mal ; elle suivit le traitement indiqué ci-dessus, ses mains redevinrent lisses et blanches.

Un *english physician* recommande la mixture suivante pour préserver des gerçures les mains dont la peau s'entame facilement :

<pre>
Acide carbonique. . .   7 gr. 50 cent.
Glycérine . . . . .   10 —
</pre>

Un jaune d'œuf.

Amalgamez bien.

Etendez sur les mains plusieurs fois par jour, *avant qu'elles soient gercées.*

Si vous avez la moindre écorchure, abstenez-vous de ce remède.

Voici encore d'autres pommades et liniments contre ces douloureuses crevasses. Ils peuvent servir pour toutes les parties du corps où se produit cet éclatement de la peau.

1° Cire jaune . . . . 15 grammes.
Huile d'olives . . . . . . 20 —

Coupez la cire en petits morceaux, jetez-la dans l'huile et faites-la fondre à une chaleur très douce, dans une petite casserole étamée. Chaque soir, enduisez de cette pommade les parties crevassées. Si ce sont les mains qui sont affectées, recouvrez-les de gants : d'un linge, s'il s'agit d'autres parties du corps.

2° Beurre de cacao . . . . . 5 grammes.
Huile d'amandes douces . 5 —
Oxyde de zinc . . . . . . 8 — 10 cent.
Borate de soude . . . . . 0 — 10 —
Essence de bergamote . . 8 gouttes.

(Ce liniment servirait très bien aussi pour les lèvres.)

3° Prenez une poignée de farine de lin bien pure et une cuillerée d'huile d'amandes amères; mélangez bien ces deux substances, pu' ajoutez une quantité d'eau chaude suffisante pour former une bouillie claire. Plongez vos mains dans cette bouillie et les y frictionnez pendant quinze minutes environ. Rincez ensuite vos mains dans l'eau tiède.

L'huile d'amandes amères se prépare en mélangeant 2 grammes d'essence d'amandes amères à 500 grammes d'huile d'olives.

Vous guérirez, grâce à ce très simple remède les crevasses que vous n'aurez pas pris la peine de prévenir. Cette recette peut également s'employer pour adoucir la peau des mains et pour faire disparaître les engelures *non entamées*, autre mal d'hiver dont nous allons parler,

Les Engelures.

Les engelures sont peut-être encore plus à redouter que les gerçures.

Un tempérament faible, une mauvaise nourriture prédisposent à cette affection. On marchera beaucoup, on agira des mains, on frottera les parties engelurées *non ouvertes* avec des préparations alcooliques, on se tiendra les mains et les pieds très chaudement.

Il semble que les mains ne devraient pas plus avoir besoin d'être couvertes que le visage. Cependant, par un froid très vif, tout le monde sent la nécessité de les mettre à l'abri des morsures du gel et de la bise. Les personnes dont la circulation est lente doivent porter des gants dès que la température fraîchit.

C'est pourtant le plus souvent dans les hivers humides et doux que les engelures affectent le plus certains tempéraments. Il y a beaucoup de remèdes contre ce mal peu dangereux mais insupportable, qui déforme les plus jolies mains du monde :

1° Broyez des oignons de lis et les introduisez dans un vase contenant de l'huile de noix. Appliquez ce liniment sur les parties malades, sous des linges fins. (Excellent.)

2° Le miel de Bretagne cicatrise les engelures ouvertes. Enduire de cette substance les parties affectées, recouvrir de linges fins et blancs.

3° Enveloppez les mains de cataplasmes pendant la nuit ; au matin, frottez-les avec cette mixture : teinture de benjoin 60 grammes, miel 30 grammes, eau 210 grammes. Mêlez bien.

4° Lavez les engelures ulcérées avec de la teinture de myrrhe très étendue d'eau tiède.

5° Enduisez les engelures ouvertes de pommade à la sultane sous des linges fins et blancs.

Les engelures entamées se guérissent difficilement pendant l'hiver, on fera donc bien d'éviter d'en venir là, grâce aux remèdes suivants, qui s'appliquent tous aux *engelures non ouvertes :*

1° Imbibez à plusieurs reprises les parties affligées avec *un peu* d'esprit de sel étendu de *beaucoup* d'eau. (Linnée.)

2° Un médecin recommande une solution de permanganate de potasse pour détruire l'engelure.

3° Un autre prescrit ce traitement : Avant de vous mettre au lit prenez un bain de mains à la moutarde, puis appliquez un liniment composé de camphre et d'huile de térébenthine.

4° Il faut éviter la constipation, le corps doit faire toutes ses fonctions. Les femmes prédisposées aux engelures doivent éviter de porter des manches trop étroites, trop collantes qui, empêchant la circulation, amènent le refroidissement des mains et, par suite, l'affection légère, mais si désagréable dont nous nous occupons. On pourrait prévenir l'apparition des engelures en se frottant les mains avec une tranche de citron, après chacun des lavages qu'on leur fait subir. (Bon aussi contre les gerçures.)

5° Faites infuser trente piments dans le double de leur poids d'esprit rectifié. Gardez dans un endroit chaud pendant une semaine, vous obtiendrez ainsi une forte teinture. D'autre part, faites dissoudre de la gomme arabique dans de l'eau, jusqu'à consistance de sirop ; il en faut une quantité égale à celle de la teinture. Mêlez les deux préparations, en remuant bien, jusqu'à ce que la mixture devienne nuageuse, opaque. On s'est procuré des feuilles de papier tissu, on recouvre une de leurs surfaces de notre mixture, on laisse sécher ; on applique une seconde couche par-dessus la première ; si la surface est brillante après le second séchage, les deux couches suffisent, sinon on fait une nouvelle application. Le papier ainsi préparé est destiné à recouvrir (un peu humecté du côté de la surface brillante) les doigts rouges, gonflés et brûlants.

6° Lavages dans une eau de moutarde. Délayez de la moutarde de Dijon ou autre dans de l'eau chaude.

7° Une demi-partie d'acide sulfurique, deux de glycérine, trois d'eau. Faites préparer par un pharmacien. Le flacon portera le mot *poison*. Lavez de cette eau les parties attaquées.

8° Sel ammoniaque une once, glycérine une once et demie, eau de roses huit onces ; secouez bien jusqu'à ce que les substances soient dissoutes et mélangées. Employez en lavages.

9° Lavez vos mains deux ou trois fois par semaine dans une solution salée.

10° Coupez deux navets blancs en tranches et passez au tamis avec trois grandes cuillerées d'axonge très pur. Appliquez pour la nuit sous des linges blancs.

11° Infusion d'une poignée de tan dans l'eau tiède, s'y tremper les mains pendant quelques instants.

12° Décoction d'une pincée de feuilles de laurier-sauce dans un litre d'eau. Se laver les mains chaque matin avec cette eau tiède.

13° Au premier signe de rougeur et d'irritation lotionnez avec ce mélange : cinq parties d'essence de romarin et une partie d'esprit-de-vin.

14° Lotion avec esprit de vin à 90°, 90 grammes où l'on a fait fondre acide phénique cristallisé, 10 grammes. On emploie un tampon de linge. Le soir, on applique en compresses, qu'on garde toute la nuit.

Le vinaigre additionné d'une quatrième partie d'eau-de-vie camphrée, empêche les engelures d'apparaître sur les mains qui y sont sujettes.

Tout ce que nous avons dit au sujet des engelures des mains peut s'appliquer aux engelures des pieds.

Soins à donner aux ongles.

Les beaux ongles sont considérés comme un don précieux. A leur base ils doivent porter un croissant blanc et être teintés de rose comme l'aurore. Les beaux ongles sont comparés à l'onyx par les poètes et, du reste, en grec, onyx signifie *ongle*. Voici, d'après la mythologie, ce qui fit donner ce nom à cette variété d'agate : « Un jour l'Amour trouvant Vénus endormie lui coupa les ongles avec le fer d'une de ses flèches et s'envola : les rognures tombèrent sur le sable du rivage et, comme tout ce qui provient d'un corps céleste ne peut périr, les Parques les ramassèrent soigneusement et les changèrent en cette pierre quasi précieuse qu'on appelle onyx. »

Les femmes qui ont recours au manicure vous diront comment les ongles les plus laids peuvent changer avantageusement si l'on prend la peine de repousser la peau rude qui se forme à leur base, opération qui ne doit jamais se faire qu'après s'être savonné les mains dans l'eau chaude et au moyen d'un instrument d'ivoire... ou d'os.

Il faut aussi limer les bords de l'ongle en courbe

douce, en prenant la précaution de suivre les contours de l'extrémité des doigts. On doit encore polir la surface de l'ongle.

Une heure par semaine dépensée aux soins des ongles suffira à les bien entretenir, si on les frotte et les nettoie chaque jour consciencieusement. Le nettoyage ne doit jamais s'exécuter à l'aide d'un instrument acéré, pointe d'épingle, par exemple, cela durcit l'ongle et le dispose à retenir la poussière qui s'amasse dessous. Rien ne vaut un citron pour nettoyer les ongles, on y enfonce l'extrémité des doigts, les y tournant et retournant. Le citron empêche aussi la peau placée à la base des ongles d'envahir ces derniers. Il est très efficace contre les *envies*. Celles-ci ne se forment jamais qu'à la base des ongles mal soignés.

L'emploi du cold-cream pour la nuit (ou même de la simple vaseline) est excellent pour les ongles qu'il adoucit et qu'il préserve en conséquence des cassures et de l'apparence terne.

On m'a donné une recette qu'on prétend très efficace pour durcir l'ongle (la dureté de l'ongle est une des conditions de sa beauté). On fait fondre sur un feu très doux de l'huile de noix 15 grammes, de la cire blanche 2 grammes 50 centigrammes, de la colophane 5 grammes et de l'alun 1 gramme. Il faut un feu très doux. Cette pommade qu'on doit bien battre sur le feu, s'emploie le soir.

Un petit arsenal est nécessaire pour le soin des ongles; il faut une brosse ordinaire, une brosse plus petite pour aller sous les ongles, une lime, un polissoire, des ciseaux courbes, une paire spéciale pour chaque main : On ne peut couper les ongles de la main droite avec les ciseaux qui servent à couper ceux de la main gauche.

Le Gant.

La main doit être à l'aise dans le gant, sous peine d'y paraître courte et ramassée. Les doigts du gant seront aussi longs que les doigts de la main.

Les gants trop justes ne durent pas, ce qui est une considération économique : l'élégance *vraie* et la coquetterie *bien entendue* sont toujours d'accord avec la raison.

Les gants de chevreau font un usage bien meilleur et bien plus long, si on sait les mettre pour la première fois. « C'est toute une science, » dit une femme charmante. Il faut avoir les mains parfaitement nettes, sèches et fraîches. Ne mettez jamais des gants quand vos mains sont humides ou *trop* chaudes. Pour la moiteur, il y a un moyen (indiqué plus haut) de la faire disparaître.

Enfoncez d'abord les quatre doigts, laissant le pouce en dehors et le poignet du gant retourné sur la main. Quand les doigts sont entrés entièrement, grâce à des mouvements doux de l'autre main, introduisez le pouce avec le plus grand soin, en appuyant le coude sur le genou. Ensuite rabattez le poignet du gant et boutonnez le *second bouton*, continuant ainsi jusqu'au bout. Revenez ensuite au premier bouton, vous verrez comme il se boutonnera facilement, sans craquer le chevreau, ce qui arrive si souvent quand on commence par le premier bouton. En outre, la boutonnière ne s'élargira pas, ce qui est de grande importance, si on veut être bien ganté jusqu'au dernier jour du gant.

Ne retirez jamais vos gants par l'extrémité des doigts, mais par le poignet. Ils se trouvent alors à l'envers, ce qui est excellent pour leur laisser évaporer l'humidité que la main a pu leur communiquer. Quand ils sont secs, on les remet à l'endroit, comme dit la vieille chanson de saint Éloi. — Les gants qu'on n'a pas eu la précaution de faire sécher se rétrécissent et se remettent difficilement. Le chevreau craque au moindre effort, ce sont des gants perdus.

Les gants ne doivent pas être roulés l'un dans l'autre. Il faut les étendre, de toute leur longueur, dans la boîte ou le sachet parfumé. Les gants clairs sont couchés entre deux pièces de flanelle blanche pour les préserver du contact des gants sombres, qui pourraient se déteindre sur eux.

On *répare* bien les gants de chevreau noirs en mélangeant quelques gouttes de bonne encre noire dans une cuillerée à thé d'huile d'olives. On applique à l'aide d'une plume ; on fait sécher au soleil. — Les gants clairs se nettoient avec de la farine, s'ils ne sont que légèrement souillés. S'ils sont plus fortement salis, employez la neufaline, même pour le gant de Suède.

Lorsque vous achetez des gants, examinez bien les coutures. Si le fil tiré a formé des places blanches, n'acceptez pas ces gants dont le chevreau se déchirerait aisément, qui ne feraient pas d'usage et vous ganteraient mal.

Les gants de soie et de laine sont beaucoup plus chauds que les gants de peau. Pour les jours d'hiver trop rigoureux on portera des gants fourrés ou des gants de laine par-dessus les gants de chevreau ou de Suède.

Le Bras.

Le bras féminin doit être rond et blanc. Si ce bras était maigre, on augmenterait rapidement son volume par des frictions énergiques.

Un bras poilu sera traité comme une lèvre duvetée.

Un bras rouge sera frotté à la pâte d'amandes au miel.

Nous n'aimons guère les cosmétiques, toutefois nous en indiquerons un pour les soirs où l'on va dans le monde, il est destiné aux épaules et aux bras; il est fort innocent et sans danger. Vous pouvez le faire préparer par un pharmacien : glycérine, eau de roses, oxyde de zinc.

Cette préparation a l'avantage de ne pas blanchir l'habit noir des danseurs.

LE PIED

Conditions de beauté.

Quand le pied est bien fait, la chaussure s'use peu, la tournure est, en général, rythmée et gracieuse.

Mais le pied le plus charmant peut être déformé par une chaussure trop courte ou trop étroite. Et un vilain pied le deviendra plus encore, si on cherche à diminuer ses proportions par la compression.

Il faut garder le pied que la nature nous a donné; on se soumet à d'*inutiles* tortures, en lui imposant une chaussure qui n'est pas faite pour lui et qui, loin de remédier à ses défauts, lui en prête qu'il n'a pas.

Le pied antique est de toute beauté (voyez les statues), parce qu'il n'a jamais subi de contrainte dans la sandale ou le brodequin sans talon. A notre époque, ce n'est plus qu'en Orient, surtout au Japon, qu'on voit le pied humain dans toute sa grâce. Dans l'Empire du Soleil-Levant, les extrémités inférieures n'avaient jamais connu d'entraves. La chaussure y était faite pour l'aisance du pied, dont elle suivait tous les contours. Mais voilà que le costume européen est adopté au pays des taïcouns et nous allons y faire accepter notre abominable chaussure moderne, qui déforme le pied, parce qu'elle n'est accommodée ni à sa structure ni aux mouvements qu'il exécute dans la marche.

Les bottines, les souliers étroits et pointus ont donné naissance à une foule de souffrances et d'infirmités, ont gâté le pied et la tournure.

Voici quelques conseils de *saine* coquetterie, mais seront-ils écoutés ?

Il ne faut pas essayer de rapetisser son pied, *on l'épaissirait*. Du reste, un pied *très petit*, n'est pas bien fait. Le pied doit avoir de justes proportions, en harmonie avec celles du corps. Un pied un peu long a plus d'élégance, parce qu'il paraît plus mince. Il est absurde de mettre un pied large à la presse, on l'enlaidit plus fort, on le meurtrit très douloureusement et on y perd l'aisance de la marche.

On prétend que les Anglaises et les Allemandes ont de si larges pieds parce qu'elles boivent beaucoup de bière. Les Américaines, qui ont aussi adopté cette boisson commencent à perdre la beauté de leur pied. Dans les pays du vin : France, Espagne, Italie, etc., où les femmes sont du reste très sobres, le pied féminin est très délicat, très fin.

Choix des chaussures.

Si le pied mince était un peu trop long, on devrait le chausser d'un soulier ou d'une bottine à courte empeigne, lacée ou boutonnée sur le dessus. — Lorsque la chaussure est ornée sur le dessus, la longueur du pied en est diminuée.

Court et gras, le pied demande des chaussures à longues empeignes, boutonnées ou lacées sur le côté.

Lorsque le pied est très plat, il requiert des talons un peu hauts. Offre-t-il, au contraire, cette cambrure qu'on remarque à son plus haut point de perfection chez l'Arabe, et que les Espagnols considèrent comme une marque de sang bleu, il ne faut pas exagérer cette courbe par de hauts talons, qui raccourcissent désavantageusement un pied qui n'a nullement besoin d'être diminué, et auquel on va retirer l'équilibre qui lui est nécessaire.

Le soulier Molière, qui grossit la cheville et coupe l'arc dont nous venons de parler, devrait être abandonné au nom de l'esthétique. Le soulier découvert est, par contre, très gracieux et très avantageux.

La botte n'est vraiment pas acceptable.

Le brodequin, la bottine monteront plus haut que les chevilles.

En hiver, il n'est pas d'autre chaussure possible, car il faut protéger les attaches contre le froid. La bottine noire est la seule vraiment jolie. Taillée dans une étoffe, elle grossit beaucoup plus le pied que celle de cuir ou de chevreau.

Le soulier blanc ne devrait être chaussé que par un pied sans reproche. Et encore le soulier une idée plus foncé que la robe vaudrait-il mieux. Le soulier blanc grossit, *étale* le pied.

Le soulier découvert supporte les couleurs quelconques — défendues à la bottine. Toutefois, on fait bien de l'assortir à la nuance de la robe, mais on le choisira d'une teinte un peu plus sombre.

Les bas noirs et les souliers noirs diminuent le pied en longueur et en grosseur.

Les femmes qui ont de fortes chevilles porteront des bas à coins brodés en *hauteur*, les attaches paraîtront plus menues.

Quand on porte de grosses bottines avec une robe claire et une toilette élégante, on fait preuve d'un manque de goût atroce. Si vous ne pouvez avoir de fines chaussures, ne portez que des robes sombres et simples.

Essayage des chaussures.

Je conseillerai à toutes celles qui le peuvent de faire confectionner leurs chaussures sur mesure. Mais quand on achète des chaussures toutes faites, on doit les essayer dans la soirée. Les pieds sont, à cette heure, étalés dans toute leur largeur et à leur plus haut degré de sensibilité. L'activité déployée dans la journée, l'exercice auquel ils se sont livrés leur a donné le maximum de leurs dimensions. Les muscles sont plus tendres ayant été en jeu et le flux des artères s'en étant augmenté. Le poids du corps affecte à ce point la circulation dans les pieds, que les personnes forcées de se tenir longtemps debout voient leurs extrémités inférieures grossir beaucoup. C'est au poids du corps dans les longues stations que sont dues les varices, lesquelles affligent surtout les gens dont les fibres se relâchent facilement. — Lorsqu'on se porte bien, les pieds reprennent leur largeur normale, lorsqu'on s'est étendu dans son lit depuis quelques instants. C'est qu'ils n'ont plus à supporter le poids du corps.

Essayez donc vos chaussures le soir (quand vos pieds sont lassés) et avec des bas ou des chaussettes relativement épaisses. Ainsi vous gagnerez de la place, lorsque vous vous chausserez le pied frais et avec des bas très fins.

Ne faites pas de longues courses avec des chaussures toutes neuves. Portez-les d'abord dans la maison, plusieurs jours, puis pour faire de petites sorties.

En procédant avec les précautions que je vous conseille, vous procurerez à votre pied autant de confort dans une chaussure neuve que dans une chaussure fatiguée et bottines, souliers, pantoufles, etc., dureront beaucoup plus longtemps.

Une paire de chaussures bien faites se reconnaît à ce signe : lorsque les deux souliers (mettons que ce soit des souliers) sont placés l'un près de l'autre, ils doivent se toucher seulement à l'orteil et au talon. Les semelles suivent le dessin du pied pour qu'il puisse s'y appuyer à l'aise, dans toute sa largeur.

Soins à donner aux pieds.

Les pieds doivent être lavés chaque jour et, au moyen de la pierre ponce, il faut faire disparaître, par frottement, tout épaississement de la peau qui se produit au talon, à la plante des pieds, sur les doigts.

J'ai dit qu'on doit se *laver* les pieds chaque jour, il ne faut pas confondre avec *baigner*. Il est des personnes auxquelles ce bain local répété journellement ne conviendrait pas. Les *bains de pieds* où l'on reste dix, quinze minutes, sont nuisibles, si fréquents et, surtout, s'ils sont très chauds ou même chauds. Ils ont le fâcheux effet de trop attendrir les pieds ; de plus, ils ont une déplorable influence sur le cerveau et la vue, si l'on est faible ou affaibli.

Après avoir lavé vos pieds, pendant qu'ils sont encore humides, frottez-en la plante avec du sel sec et essuyez-les ensuite vigoureusement. Ce traitement les fortifie et les préserve du froid.

Marchez pour vous échauffer les pieds. Les chaufferettes, à la braise surtout, ne valent rien ni pour la santé, ni pour la beauté. Elles déterminent des varices aux jambes.

Quand vous voyagez par un temps très froid, portez en wagon ou en voiture de hautes chaussettes par-dessus vos souliers, pour vous préserver des engelures aux pieds. Les snow-boots valent encore mieux, mais sont d'un transport moins facile quand on les retire au sortir de la voiture. A la campagne, de légers sabots sont indispensables pour aller dans le jardin par les temps humides. Les soques, les caoutchoucs mettent bien le pied à l'abri de l'humidité également. Chaussons, snow-boots, sabots, soques, etc., doivent être quittés à la maison.

Un bain de tilleul procure un grand soulagement aux pieds lassés.

Lorsque les pieds sont fatigués par une longue station debout, un bain d'eau salée leur sera excellent. Une poignée de sel gris dans quatre litres d'eau aussi chaude qu'on peut la supporter sans souffrance. Immergez vos pieds et, avec la main, jetez de l'eau sur vos jambes jusqu'à la hauteur des genoux. Quand l'eau se refroidit, essuyez vivement, avec une rude serviette.

(Ce traitement exécuté matin et soir guérit la névralgie des pieds.)

On conseille aussi, quand les pieds sont enflés à la suite d'une longue marche ou d'une longue station debout, de se les baigner dans une eau où l'on a fait bouillir des cendres de bois. L'eau est passée à travers un linge avant d'y plonger les pieds. Enflure et fatigue disparaissent rapidement. Très bonnes aussi les frictions alcooliques.

Si on transpirait des pieds d'une façon gênante, voici un bon moyen de se débarrasser de cet inconvénient : Ablutions boratées, poudrer ensuite les pieds avec de la poussière de lycopode.

On peut encore essayer ceci : acide salicylique trois parties, talc sept, amidon neuf. Les trois substances doivent être bien pulvérisées et mélangées. On se poudre bien les pieds avec cette préparation. Il peut suffire de saupoudrer d'acide borique la semelle intérieure du soulier. Toutefois, avant d'employer aucun remède, j'engage à consulter un médecin. Je crois mes recettes inoffensives, mais je sais aussi qu'il est quelquefois dangereux de supprimer cette sueur. Ce qu'on peut faire sans crainte, hardiment, c'est de changer de bas ou de chaussettes deux ou trois fois par jour.

L'Ongle incarné.

Cette infirmité est très douloureuse. Si on taillait bien carrément et non en amande l'ongl de l'orteil et des autres doigts du reste, on n'aurait pas à subir des souffrances de cette espèce.

Mais enfin, le mal est arrivé, il s'agit de le guérir. Faites une pâte molle avec du suif de mouton, du savon de Marseille, du sucre blanc pilé — parties égales. — Appliquez jusqu'à ce que les chairs soient refoulées.

Ou : mouillez entièrement le pied, séchez-le bien. Ensuite appliquez sur la partie affectée une solution de gutta-percha et de chloroforme. L'opération doit être renouvelée plusieurs fois le premier jour : quatre fois environ. Le jour suivant on diminue le nombre des applications.

Voici la formule de la solution :

Chloroforme . . . . 80 parties.
Gutta-percha . . . . 10 —

On est redevable au docteur Potain de ce traitement efficace.

Autre : Dégagez les chairs, coupez l'ongle, badigeonnez la partie souffrante au moyen d'un petit pinceau trempé dans du perchlorure de fer. Les chairs sont ainsi insensibilisées et durcies. Remède infaillible.

Les Cors.

Quelle infirmité! Elle n'est pas sans remède, heureusement, quelle que soit la cause qui l'ait produite.

Le soulier trop large est presque aussi nuisible que le soulier trop étroit. Le pied insuffisamment maintenu, frotte constamment contre le cuir dans ses mouvements, et ce frottement détermine les cors, presque aussi sûrement que la compression.

Quand le cor est de nouvelle formation, vous pouvez l'user en le frottant avec la pierre ponce.

Dans les commencements, alors que la petite tumeur cornée possède encore une certaine tendreté, il suffit d'applications de laine trempé dans de l'huile de ricin ou de feuilles de géraniums rosat confits dans de l'huile, pour avoir raison du cor.

Un cataplasme de mie de pain et de vinaigre (ou

fait tremper le pain dans le vinaigre pendant trente minutes) a raison du cor nouveau en une nuit.

On obtient encore de bons résultats de la dissolution d'une perle fausse dans du vinaigre; on applique sur les cors la substance crémeuse ainsi obtenue... où Cléopâtre n'est pour rien. Un fin chiffon est trempé dans la *crème*, ou en recouvre le cor pour la nuit, ayant soin de bien maintenir le chiffon.

L'orpin, épithème topique, s'applique sur les cors durs qu'il ramollit et dont il facilite l'extraction. L'oignon cru écrasé a la même vertu et encore la feuille de lierre trempée dans du vinaigre. De plus, la feuille sert à protéger la surface du cor. Un peu de plâtre mouillé (en pâte) remplirait le même but, comme aussi une rondelle (percée au centre) d'agaric amadouvier (agaric du chêne), qu'on applique sur le cor, mis ainsi à l'abri de la pression du soulier.

Voici maintenant des formules plus scientifiques pour former un enduit destructif du cor dur. Elles se ressemblent un peu entre elles, mais les différences légères qui les diversifient peuvent justement favoriser la guérison de telle ou telle nature de cors.

1° Acide salicylique . . .   4 grammes

   Atropine . . . . . .   0 — 10 cent.

   Collodion flexible . . .   30 gr.

2° Acide salycilique . . .   20 grammes

   Extrait de canabis indica   2 —

   Collodion . . . . . . 120 —

3° Acide salicylique . . .   1 gramme

   Extrait de canabis indica   0 — 50 cent.

   Alcool à 90° . . . . . .   1 —

   Ether à 62° . . . . .   2 — 50 cent.

   Collodion élastique . .   5 —

(Formule de P. Vigier.)

Qu'on choisisse l'une ou l'autre de ces trois recettes, on formera un mélange des substances diverses et on conservera en flacon bien bouché. On applique ce topique à l'aide d'un petit pinceau qui y a été trempé et qu'on passe à deux reprises au moins sur le cor. Les applications doivent être journalières, pendant deux semaines au moins. Après ce temps (pendant lequel on est réduit à se laver les pieds avec une éponge humide qu'on ne passe même pas sur les doigts affligés de cors) les petites tumeurs s'enlèvent facilement avec les doigts si le pied a séjourné pendant une heure dans l'eau tiède.

L'oignon (qui affecte particulièrement l'orteil ou le petit doigt, parfois le cou-de-pied, dans ce cas renoncez immédiatement aux chaussures à talon) l'oignon se guérit de plusieurs façons :

1° S'il est enflammé, couvrez-le d'un cataplasme, portez des pantoufles souples. Puis enduisez la partie souffrante avec une pommade composée de sept grammes et demi d'iodure, mélangés à trente grammes de graisse de porc.

2° Couvrez l'oignon d'un morceau de soie huilée, par-dessus une couche d'axonge.

3° Prenez un morceau de peau de daim, faites-y un trou large assez pour recevoir l'oignon, posez sur l'endroit malade. Recouvrez de soie huilée. Par-dessus cette soie, frottez l'oignon, deux fois par jour de notre pommade d'axonge et d'iodure.

4° Un emplâtre de diachylon est d'un excellent effet. On peut encore couper le cor et cautériser avec le sulfate de cuivre qu'on vend en bâton, comme le nitrate d'argent.

La Crampe.

La crampe aussi est une infirmité et bien désagréable.

Lorsque les doigts du pied n'ont pas toute liberté dans la chaussure, cette gêne donne lieu à des crampes horribles.

On fait cesser celles qui surviennent à tant de personnes dans la nuit, en élevant le chevet du lit. On place sous les pieds du lit, du côté où repose la tête un bloc de l'épaisseur de deux briques. Le soulagement est immédiat, certain, durable.

On dit — et j'en ai fait la douloureuse expérience — que les médicaments où l'arsenic entre en partie même infime, occasionnent de terribles crampes dans le mollet.

Soins à donner aux chaussures.

Quand on rentre au logis avec des chaussures de cuir mouillées, il faut les retirer immédiatement et les remplir d'avoine très sèche. Ce grain absorbera rapidement toute l'humidité, gonflera, tendra la chaussure en l'empêchant de perdre sa forme ou de durcir. On doit surtout éviter d'approcher les chaussures du feu. Le lendemain, on retire l'avoine, on la fait sécher pour une autre occasion, ou on la jette aux poules telle quelle.

En bourrant les chaussures de papier, on obtiendrait le même résultat, humidité absorbée, forme maintenue.

La paraffine amollit les chaussures durcies par l'eau, leur rend toute leur souplesse. Les grosses chaussures de chasse s'assouplissent si on les expose à la fumée de genêt et si on les frotte d'huile d'olives ou de saindoux. Elles sont plus agréables à porter, durent le double, protègent mieux le pied contre le froid et l'humidité.

Pour rendre les semelles des chaussures plus durables, pour les rendre impénétrables à l'eau, chauffez un peu ces semelles, recouvrez-les de vernis copal, séchez. Chauffez de nouveau, vernissez, séchez. Donnez une troisième couche dans les mêmes conditions.

Un mélange de crème et d'encre est excellent pour entretenir les bottines de chevreau.

On peut aussi, pour les mêmes chaussures, se servir de vernis à harnais. On en prend très peu au bout d'un petit tampon, on frotte bien toute la chaussure. On se sert d'un morceau de drap pour donner un peu de brillant.

Dans les pays, où l'orange coûte peu de chose, on l'emploie pour noircir les bottes. On coupe l'orange en deux, le côté juteux est frotté sur *la crasse* d'un pot de fer, de là sur la botte. On fait reluire au moyen d'une brosse douce, et on obtient un brillant poli.

Pour empêcher les chaussures de crier ou craquer, on enduit bien les semelles d'huile de lin : On pose les chaussures sur un plat plein d'huile, la semelle absorbe cette huile, qui la met en outre en état de résister à la neige, à l'eau.

Comment il faut se chausser, lacer ou boutonner ses chaussures.

Les pieds de bas doivent être plus longs que le pied qu'ils recouvrent. On les tire bien par l'extrémité afin que le talon soit à sa place (il s'usera moins). Le supplément de longueur est rabattu *sur* les doigts pour enfiler la chaussure, et tout cela s'arrange fort bien de soi-même, lorsqu'on marche un peu (le soir venu le pied du bas n'est plus trop long).

Bien peu de personnes savent lacer leurs souliers et leurs bottines ; du moins, elles ne les lacent pas correctement. En général, on tire le lacet le plus qu'on peut, et l'on ne remarque pas que l'on met son pied très mal à l'aise. Il faut enfoncer conve-

nablement son talon dans le soulier, puis remuer
les doigts de façon qu'ils se casent d'une façon
satisfaisante. Après ces préliminaires on pose le
talon sur une chaise placée devant celle où l'on
est assis, pour lacer la chaussure. Sur le cou-de-
pied, le soulier sera lacé aussi étroitement que
possible ; mais en serrant doucement et peu à peu,
à l'effet de bien maintenir le pied dans le soulier,
où l'on a donné aux doigts toute liberté. A la cheville, on lace de manière à laisser tout le confort
possible à cette partie du pied.

On procédera de même pour les chaussures à
boutons ; on n'attachera pas les deux premiers
boutons (ceux qui sont immédiatement au-dessus
de l'empeigne) pour commencer. On boutonnera
sur le cou-de-pied, jusqu'à la cheville ; avant d'enfermer celle-ci, on reviendra aux deux premiers
boutons ; puis on finira en emprisonnant, mais
aussi largement que nécessaire, le bas de la jambe,
dont l'étranglement est très défavorable à la santé.

LES DESSOUS DE LA TOILETTE

Sous la robe.

Une vraie femme, qui a toujours l'instinct de l'élégance et de la coquetterie permises, ne se bornera pas à la fraîcheur de sa toilette extérieure, *celle qu'on voit :* robes, chapeaux, manteau, etc. Ses vêtements intimes, *ceux qu'on ne voit pas,* seront également soignés, corrects, en bon état, d'une netteté, d'une propreté minutieuse.

On m'a raconté qu'au temps où on portait des pouts, des tournures, il fut découvert que de très grandes et riches dames se procuraient la gibbosité anormale, qui désolait tant les artistes, au moyen de vieux manchons chauves, de vieux tabliers roulés ou de toute autre chose analogue en laideur et en étrangeté.

A côté de cela, de petites ouvrières économisaient sur *leur toilette de dessus*, pour s'acheter une tournure à ressorts ou en crin, qu'elles quittaient à la moindre trace de défraîchissement, de vétusté ou de déformation.

Des couturières affirment que des femmes du monde ne craignent pas de leur envoyer des corsages de modèle dont l'intérieur est affreusement souillé ou encrassé, et n'a jamais subi ces petites réparations qui sont toujours nécessaires après quelque temps d'usage.

J'ai vu des robes superbes se relever sur des jupons de satin effrangés, sur des jupons brodés maculés de boue.

En vérité, cela est ignoble.

Les dessous peuvent être simples, ils doivent être irréprochables comme la robe, plus que la robe qu'une tache *déshonore*.

On leur donnera une coupe aussi gracieuse que possible. Si on peut les tailler dans de très beaux tissus, tant mieux. Mais plutôt que de ne les posséder qu'en nombre restreint, insuffisant pour fournir au changement fréquent, il serait préférable de les demander aux étoffes moins coûteuses et de les avoir en quantités nécessaires.

La lingerie intime en surah et batiste de couleur a heureusement perdu du terrain depuis quelque temps. Beaucoup de femmes, délicates dans leurs goûts, n'avaient jamais renoncé, du reste, aux toiles et batistes blanches, voire au simple calicot, qu'on peut plonger dans la lessive et qui — lorsqu'on fait exécuter le blanchissage chez soi ou chez des gens de confiance — rentrent tout embaumés dans les armoires.

Les chemises de nansouck imprimé, de surah rose, bleu, mauve, etc., ont, à mon gré, cet inconvénient, qu'on ne peut leur faire subir un nettoyage bien complet. De plus, elles sont d'une élégance... douteuse.

Une femme honnête répugne à tout *excès* de luxe en ce qui concerne les vêtements intimes. Elle n'y veut pas trop de dentelles, de broderies, de rubans, de nœuds. Elle les fait garnir sans doute, mais avec une sobriété qui parle en sa faveur, elle les veut élégants, assurément, autant que ses ressources le lui permettent, mais elle se refuse l'*abus* des ornements et leur trop grande richesse.

Elle préfère une lingerie relativement simple, qu'on ne craint pas de blanchir et qu'on change chaque jour ou souvent. Quoi de plus agréable que de revêtir du linge frais?

Les bas de couleur commencent à n'être plus guère portés — en été — qu'avec le soulier. Pour la bottine, on revient au bas de fil ou de coton blanc — qui se lessive. Avantage qu'apprécieront fort les femmes raffinées dans leurs habitudes et qui comprennent la vraie élégance.

Le Corset et ses Détracteurs.

Le corset a un très grand nombre de détracteurs du côté masculin de l'humanité.

Les uns disent qu'il déforme la taille de la femme, d'autres qu'il détruit la santé.

Regardez les statues antiques, s'écrient-ils, ces chefs-d'œuvre qui représentent le corps humain dans sa beauté *vraie*, tel qu'il est sorti des mains de la nature. Les Vénus ont-elles une ceinture étroite comme celle de la femme moderne? Non, non, cette structure divine n'a été réduite par aucune gêne, aucune contrainte, elle s'est librement développée, épanouie, la déesse peut enfanter, transmettre à ses fils la force et la santé.

Charles X, qui se rappelait le long corselet de guêpe de Marie-Antoinette, était un ennemi féroce du corset.

Un savant de mes amis assure que, le corset ayant aplati nos côtes — qui, en bonne ostéologie doivent être courbes — le squelette féminin, considérablement altéré, fera songer, dans des milliers d'années, ceux qui fouilleront nos tombeaux.

Le médecin génevois Tronchin attribua au corset la plupart des maladies des femmes de son temps, et, pour atténuer le mal, il fit adopter les robes à pli Watteau, sous lesquelles on pouvait délacer un peu l'horrible instrument de torture inventé par une coquetterie inintelligente.

Que de maris citent encore à leurs femmes l'exemple de Mme Tallien qui dédaigna, toute sa vie, d'enserrer sa jolie taille dans une prison de baleines et de satin et fut considérée, malgré cela ou pour cela, comme la femme la plus séduisante de son époque.

Les bons côtés du corset.

Les détracteurs du corset ont raison de blâmer les sottes qui déforment effectivement leur corps et détruisent leur santé pour obtenir une diminution d'un centimètre sur le tour de leur taille; avantage infinitésimal, surtout quand on pense de quel prix on le paie : compression des organes essentiels, gêne de la respiration, congestion du visage, rétrécissement des hanches. (Il y a des femmes qui vont jusqu'à mettre leur maternité en péril.)

Mais si le corset n'est considéré par la femme que comme le soutien de son buste frêle, il devient utile, au contraire. On a su, alors, lui donner assez d'élasticité et de flexibilité pour assurer le bien-être de celle qui le porte et laisser toute liberté, c'est-à-dire toute grâce à ses mouvements. La taille ondule, se balance comme un roseau s'incline sous le vent, et ne nous afflige plus par une raideur rappelant celle du chevalier bardé d'acier.

Le corset est absolument nécessaire aux femmes très fortes. Il contient l'excès d'opulence de leur corsage, sans lui pas de correction possible dans la toilette d'une grosse femme. Elle ne paraîtra pas habillée; ce qui est plus grave, elle aura l'air d'être débraillée.

Le corset supporte les jupes qui pèseraient trop lourdement sur la ceinture; sans son secours une femme maigre ou seulement très mince ne peut, non plus, avoir bonne tenue. Il y a quelque chose de déhanché dans tout son aspect, au moindre de ses mouvements.

Le corset a encore un autre bon côté. Il sert

d'appui à la gorge dont les fibres se distendraient et qui tomberait bientôt trop bas, si cette espèce de tuteur ne la maintenait à la place qu'elle doit occuper et ne lui conservait, par suite, cette forme qui « servait à prendre l'empreinte de la coupe de l'autel ».

Comment on doit comprendre le corset.

Le corset ne devrait être baleiné que dans le dos et sur le devant... à moins que celle à qui il est destiné n'eût perdu les justes proportions, car, dans ce cas, il faut aussi maintenir les côtés.

Le coutil est une étoffe trop rigide, à mon gré, pour y tailler le corset. Le satin, même le satin de coton est préférable, puisque nous ne voulons pas une armure; mais ce qui y conviendrait le mieux, c'est la peau de daim. Je parle toujours pour les femmes dépourvues d'un embonpoint trop accentué.

On en viendra sans doute, à ce point de perfection, il y a déjà des corsets de tulle grec pour l'été; des corsets s'élargissant à volonté, suivant le jeu de la respiration, grâce aux élastiques dont ils sont pourvus : ils sont destinés aux femmes faibles et délicates.

Le corset court est préférable au long corset et, cela, à tous les points de vue, puisque le confort et la grâce y sont intéressés. Montant trop sous les bras, le corset vous fera des épaules hautes, ce qui est à éviter. Descendant trop bas, il allongera le buste disgracieusement, les jambes en seront diminuées et ainsi sera détruite l'heureuse harmonie des proportions, harmonie qui constitue la beauté véritable. Le corset court de hanches laisse toute souplesse à la démarche. Ne soyez pas indifférente aux dimensions du corset.

Plus le corset est court, plus la taille est mince, du reste. Les grands corsets raides font du buste un *poteau*, aussi large du bas que du haut.

Ne vous laissez donc pas dominer par la mode, quand elle impose ces longues gaines qui vous donnent l'aspect d'un automate. Résistez de toutes vos forces à la couturière qui veut vous y introduire. Si vous vous êtes laissée emprisonner dans la dure cuirasse, délacez deux trouets du haut et deux trouets du bas, et que le milieu soit lacé d'une façon à *ne pas vous serrer du tout*. Grâce à cet artifice, vous retrouverez, dans l'affreux corset, dont on vous aura affublée, assez d'aisance gracieuse pour attendre patiemment le renouvellement de cet objet de toilette si important.

Le corset sera toujours d'une grande fraîcheur. Un corset souillé témoigne contre celle qui le porte, l'accuse d'insouciance et d'un laisser-aller regrettable. On doit abriter son corset sous le petit corsage décolleté, à manches courtes, nommé cache-corset, et l'envoyer au nettoyage, dès qu'il commence à se faner.

Le corset blanc est le plus joli de tous, quelle que soit l'étoffe dans laquelle on le coupe. Je n'aime guère les corsets bleus, roses, mauves, etc., qui se salissent aussi vite que les blancs et sont de moins bon goût. Le corset gris ou mastic a toujours l'air souillé dès le commencement, on le croirait d'un blanc... très sale.

Le corset noir est économique, on ne peut le nier. Il a l'avantage de ne pas se souiller, car il est très facile de maintenir sa doublure blanche tout à fait propre, jusqu'à usure complète. Mieux vaut encore un corset noir en bon état qu'un corset blanc fané.

La Jambe.

Dès qu'on s'aperçoit que les jambes d'un petit enfant ont une tendance à la déviation, on se garde de le faire marcher. On l'abandonne à lui-même sur un tapis, où il se roule et se tourne à son gré, et les petites jambes se redressent bientôt.

Pour éviter les varices, les hommes ne fixeront pas le bas du caleçon, de façon à se ligaturer le bas des jambes, et les femmes éviteront de serrer beaucoup leur jarretière. Elles se garderont bien de la porter sous le genou, ce dont nous reparlerons.

L'exercice développe la jambe, grossit le mollet. Si on craignait que le bas de la jambe ne perdît de sa finesse, on l'enfermerait dans une guêtre haute pour se livrer à la marche.

Les Jarretières.

Les jarretières doivent former un objet de toilette très soigné. Elles peuvent être simples, il les faut irréprochables. J'entends qu'elles seront toujours propres, fraîches; jamais éraillées, ni effiloquées.

Je n'aime pas les jarretières tout en dentelles et rubans, très pomponnées ni surtout fleuries. En Amérique, les jarretières sont disparates; une paire se compose d'une jarretière jaune et d'une jarretière noire, d'une jarretière jaune et d'une jarretière bleue, etc. Toujours l'une des deux jarretières est jaune. On dit que cela porte bonheur. Je ne sais s'il faut attacher la jaune à la jambe droite ou à la jambe gauche! — C'est bien laid, cette dissemblance et il faut avoir bien confiance dans la vertu talismanique de cette jarretière jaune pour commettre sciemment cette faute de goût.

Il y a avantage, au point de vue de l'économie, aussi bien qu'à celui de l'élégance, de ne pas acheter de jarretières communes, à bon marché. Elles ne dureraient pas et tiendraient fort mal les bas.

La façon d'attacher les bas.

Une jarretière suffisamment serrée n'est pas supportée par toutes les femmes. Sous la pression exercée, leurs jambes gonflent et la varice se forme. Dans ce cas, à l'aide de rubans on attache les bas au corset. Mais des accidents peuvent se produire: si les rubans très tendus, pour bien tirer les bas, allaient craquer? Voilà les bas sur les talons. Quelle affaire! Je conseillerai donc en même temps la jarretière, pas serrée du tout, mais bien capable. néanmoins, de retenir le bas, en cas d'événement, et jusqu'à ce qu'on puisse réparer les avaries survenues.

On ne doit pas porter la jarretière sous le genou, c'est absolument contraire à l'esthétique. On compromet la forme du mollet, on lui enlève toute l'élégance de sa ligne naturelle, qu'on altère ainsi volontairement.

Mais, au reste, on ne trouverait plus de femmes. si ce n'est peut-être de *vieilles* paysannes, qui attachent la jarretière au-dessous du genou, et parce que cela est réclamé par leurs bas courts.

Toutes les femmes, portant de longs bas, ont pris, depuis longtemps, l'habitude de les maintenir au-dessus du genou. Et il n'y a non plus que dans les campagnes perdues qu'on fasse servir à cet usage des rubans de fil, des lisières! parfois des ficelles!! La plus humble servante, un peu civilisée, achète des jarretières élastiques se bouclant à volonté; avant dix ans, les *succédanés* à la jarretière, dont nous parlons auront disparu... espérons-le.

La Chemise de jour.

Si l'on pouvait assortir à la chemise de jour le pantalon, le petit jupon de dessous, le cache-corset, ce serait d'une charmante élégance. Alors le tout serait en fine percale ou en fine batiste, avec les mêmes broderies ou les mêmes valenciennes. La plus jolie chemise de jour est décolletée en cœur ou en rond. Un ruban passé dans une coulisse ou une engrelure la serre un peu autour des épaules. Elle se boutonne aussi sur l'épaule. On encadre le décolleté et l'entournure des bras d'une valencienne ou d'une broderie légère.

La chemise de jour ne doit être ni trop large ni trop longue. Il ne faut pas qu'elle remplisse désavantageusement le corset ni le pantalon.

La Chemise de nuit.

On ne doit pas garder pour la nuit la flanelle ni le linge qu'on a portés pendant le jour. C'est plus sain... et plus propre.

La chemise de nuit tombe jusqu'aux pieds. Elle

a de longues manches. Elle se garnit de festons, de broderies, de valenciennes. On la pare d'une haute collerette, tombant jusqu'aux épaules en plissé ; on l'enrubanne quelquefois aux poignets, au cou. On la taille dans un tissu qui puisse aller à la lessive.

Après avoir quitté son linge de nuit, si on ne le change pas chaque jour, on le laisse s'aérer aussi longtemps que le lit, plusieurs heures. Après ce temps, la toilette de nuit est enfermée dans un sac qu'on suspend dans un cabinet.

La Toilette du matin au réveil.

J'ai dit qu'il vaut mieux se débarbouiller le visage le soir, pour ne pas en exposer l'épiderme aux effets de l'air, après qu'il a été mouillé. Le matin, on s'essuie la face avec une fine serviette, et l'on prend son bain entier suivi de frictions, ou s'il est impossible de se baigner chaque jour, on pratique toutes les ablutions indispensables, on prend tous les soins de propreté nécessaires... sans reculer devant l'embarras, l'ennui qu'ils peuvent donner... et dont on est si bien dédommagé, ni devant la perte de temps, car ce sont des instants bien employés pour la santé.

On peigne sa chevelure. Les femmes l'arrangent proprement, mais en général, *se coiffent* plus tard. Tout dépend, au reste, de la vie qu'on mène. La femme qui sort dès le matin, doit être coiffée, armée de pied en cap de bonne heure.

Celle qui s'occupe de son ménage a besoin de réparer le désordre apporté dans sa toilette par les travaux auxquels elle s'est livrée, quand ceux-ci sont terminés. Il lui faut faire disparaître la poussière dont son visage, son cou, ses cheveux sont couverts.

La femme qui travaille, comme celle qui ne fait que surveiller sa maison, doivent revêtir en se levant des vêtements propres, sans tache, sans déchirure, aussi convenables que possible. On fait bien de changer de vêtements de dessous, bas, jupons, etc., comme de robe quand on s'habille l'après-midi, pour rester chez soi ou pour sortir.

La Toilette de nuit.

Beaucoup de personnes préfèrent prendre leur bain le soir. Dans tous les cas, soir et matin, le corps réclame des ablutions qui le débarrassent, le rafraîchissent, le nettoient. Au chapitre du teint, les femmes trouveront les renseignements nécessaires pour les lavages de la face, qui doivent avoir lieu le soir. La chevelure de la femme sera peignée pour la débarrasser de la poussière qu'elle a pu recevoir pendant le jour. Pour son arrangement à cette heure, on trouvera les indications nécessaires au chapitre de la chevelure. — Les hommes brosseront aussi leurs cheveux... et s'ils veulent m'en croire, ils ne les couvriront pas jusqu'à leur soixantième année, au moins. Un madras ou le couvre-chef du roi d'Yvetot leur donne toujours un aspect un peu... drôle. Tâchez donc, messieurs, d'éviter la calvitie.

Les Vêtements qu'on quitte.

Ne rangez jamais immédiatement — ni dans les tiroirs, ni dans les armoires, aucun des objets de toilette que vous dépouillez. Exposez-les ou accrochez-les toujours dans une pièce aérée, pendant une heure au moins. Enfermez-les ensuite, après les avoir brossés, pliés, etc.

Les vêtements qui ne se lavent pas doivent être

suspendus à l'air pendant une journée. de temps en temps, retournés, à l'envers.

Accusez-moi de naturalisme, si vous voulez, je vous dirai que les vêtements longtemps portés, si l'on n'a pris soin de les mettre à l'air assez souvent, que les vêtements renfermés tout chauds (au moment où on les quitte), contractent des goûts désagréables.

Il faut bien prendre garde à ces vilaines odeurs, si contraires à l'élégance.

Les parfums dont on se sature ne parviennent pas à les masquer, on fait souffrir les odorats délicats et on se fait immédiatement classer.

L'air, comme l'eau, la chaleur du soleil, comme celle du feu, ont des propriétés désinfectantes, purifiantes qu'il faut savoir employer.

TROISIÈME PARTIE

CONSEILS ET RECETTES

RÉGIME FÉMININ

L'Alimentation.

Afin d'éviter la vieillesse, cette faillite pour la gent féminine, nourrissez-vous d'aliments légers, mais nutritifs et variés, selon les saisons. On se trouve à merveille de faire du lait son premier déjeuner. Mangez peu au second, surtout si vous devez faire ensuite un travail quelconque. Le principal repas des soldats et des ouvriers romains avait lieu le soir, quand le travail était terminé. A ce second déjeuner, un œuf et un légume peuvent suffire. Dinez à six heures, sept au plus tard. Pas trop d'abondance de mets. Prenez une petite tasse de lait et un léger biscuit, en vous mettant au lit.

Une chère trop succulente, trop recherchée, l'abus des viandes fortes, des condiments, des épices, des liqueurs, des vins vieux sont grands ennemis du teint.

Pour garder, pour obtenir une belle carnation, il faut adopter une nourriture peu animalisée. De la viande, une fois par jour et en quantité modérée. Les légumes peuvent, au contraire, figurer dans le régime assez abondamment. Il en est de plus favorables les uns que les autres, à la beauté. Aux xiv⁄e et xv⁄e siècles, on faisait des potages à la morgeline (mouron blanc) pour se rafraîchir le teint. Ces potages étaient appelés « soupes au roi », parce qu'Odette de Champdivers, qui soignait Charles VI, avait imaginé de lui administrer cette herbe, comme remède, sous cette forme. Le mouron blanc se mangeait encore en salade. On en faisait aussi des décoctions et des infusions, qu'on buvait pour débarrasser le visage des feux qui viennent à l'empourprer. La morgeline pourrait reprendre le rang qu'on lui avait donné, alors, dans l'alimentation, elle a conservé toutes ses vertus.

Un proverbe rimé de la Renaissance, recommande particulièrement certains légumes :

> Par l'espinard et le poireau,
> On obtient le lys de la peau.

On peut y ajouter le concombre, la carotte, la tomate, et tous les autres sont bons, sinon *aussi* bons.

Le pain d'épice et le pain de seigle doivent avoir une large place parmi les aliments à préférer. Goûter d'une petite tranche de l'un ou de l'autre, ne chargera pas l'estomac, entre le second déjeuner léger et le dîner modéré.

L'excès de beurre, de lard, de graisse, d'huile est à réprouver dans la cuisine, au point de vue de la santé, aussi bien que de la pureté du teint. Il faut non pas proscrire absolument les pâtisseries, mais ne les admettre que rarement, une fois par semaine *au plus*. Le sucre sera employé avec réserve. *Presque jamais* de bonbons. Les acides ne conviennent pas du tout. Les confitures ne paraîtront pas tous les jours sur la table. En une foule de cas, les fromages sont exclus, à l'exception de celui de gruyère, qui est un dépuratif.

Le thé, le café, le chocolat seront sans danger, à la condition d'en faire un usage très modéré. Le lait, la limonade sont, au contraire, excellents pour le teint. On doit *tremper* son vin assez fortement : le *doubler*, au moins, d'eau bien filtrée.

> Boire de l'eau
> Fait le teint beau,
> Boire du vin
> Fait le gros teint.

Si on pouvait avaler un verre d'eau chaude avant le repas principal, le teint s'en trouverait bien. Les eaux minérales et digestives sont très bonnes pour couper le vin.

Mangez beaucoup de fruits, c'est-à-dire, mangez-en souvent, chaque jour, à vos desserts. Tous sont excellents, il en est de meilleurs les uns que les autres. Faites grand usage des fraises en leur saison, si vous n'avez aucune disposition à l'eczéma. Elles rafraîchissent le sang et le foie; elles peuvent guérir du rhumatisme et de la goutte, si on aide leurs bons effets d'un régime sévère. Dirai-je qu'elles égaient l'esprit? On le prétend du moins et la cerise partagerait ce don; celle-ci guérit de la vésanie, maladie de l'esprit. La groseille rouge est très rafraîchissante, le pruneau également. La pêche (rose des fruits) est très bonne à l'estomac.

La pomme est le plus sain de tous les fruits. Ses propriétés sont innombrables.

L'orange est aussi à recommander particulièrement.

On assure que la baronne de X..., qui fut une des beautés de la cour de Louis-Philippe, et qui, à quatre-vingts ans, avait encore les yeux brillants, le teint frais d'une jeune fille, ne s'était guère nourrie que d'oranges, pendant une quarantaine d'années : une douzaine d'oranges à son déjeuner, une douzaine d'oranges vers le milieu du jour, une douzaine d'oranges, une tranche de pain et un verre de vin de Bordeaux pour son dîner.

Je ne vous dis pas de vous mettre à ce régime, mais il est certain que les plus jolies femmes pratiquent, en général, la sobriété du chameau.

La marquise de Créquy, qui vivait au siècle dernier et mourut presque centenaire, ne mangea, pendant cinquante ans, que des légumes étuvés au bouillon de poule et des compotes grillées. Elle n'avait jamais bu que de l'eau, si ce n'est pendant ses grossesses, où les médecins l'obligeaient à faire usage de vin sucré. Dans les quarante dernières années de sa vie, on faisait bouillir l'eau qu'elle buvait et on y mettait dissoudre un peu de sucre candi au capillaire.

Plusieurs femmes de ma connaissance, qui ont un teint adorable, ne se nourrissent que de légumes et de fruits cuits, pendant tout le carême. Elles ne boivent aussi que de l'eau.

Un groupe de jolies mondaines enchérissent encore sur les premières : elles ne se contentent pas de l'abstinence imposée pendant les quarante jours ; elles font encore maigre deux semaines après Pâques : légumes et fruits exclusivement.

Elles expliquent cette prolongation de pénitence par la nécessité d'éteindre les effets du poisson dont la place est un peu large dans la nourriture du carême. Les habitants de l'onde amère, lorsqu'ils entrent un peu copieusement dans l'alimentation, font éclore des boutons sur les teints les plus purs. C'est pourquoi, en tout temps, un grand nombre de femmes n'en mangent qu'assez rarement. Les crustacés sont surtout à redouter.

Si on veut suivre les faciles avis que nous venons de donner, on sera étonnée des résultats qu'on obtiendra. Le régime fait beaucoup plus pour la santé que les médecins et les drogues.

Or, pas de beauté, si l'on ne possède pas en même temps la santé. Dès qu'on se sent un peu souffrante, une diète plus ou moins courte est, en général, le meilleur remède. Si l'on ne se porte pas bien, il faut immédiatement éliminer de l'alimentation les mets un peu substantiels, les vins généreux ; on doit régler l'heure de ses repas, espacer ceux-ci suffisamment.

Il est bon de ne pas oublier que ce qui sert à entretenir la vie peut être aussi une cause de destruction. Pour se maintenir en bonne santé, il est nécessaire de savoir mettre des bornes à son appétit.

Au printemps, particulièrement, le régime a une

grande importance. Et le *printemps médical*, me disait un praticien de haute valeur, commence dès la fin de janvier.

A mesure qu'on avance en âge, il faut diminuer la quantité de nourriture, ne plus choisir surtout que des aliments de digestion facile. Dès soixante ans, cela devient absolument indispensable.

La vie qu'on doit mener.

Une charmante vieille dame à laquelle un groupe de jeunes femmes demandaient son secret pour rester rose et blanche, ainsi qu'elle était dans un âge avancé et alors que ses contemporaines avaient un teint jaune et sans fraîcheur, traçait tout un plan de vie que je vais vous livrer.

Les trop longues veilles, disait-elle, et les trop longs sommes altèrent le teint. Couchez-vous de bonne heure, levez-vous tôt, vous vieillirez moins vite, vous resterez longtemps jolies.

Si cependant votre situation vous obligeait à aller dans le monde, voici les soins qu'il faudrait prendre de vous : Tâchez de dormir un peu dans l'après-midi du jour où vous devez veiller tard. En rentrant, avant de vous mettre au lit, plongez-

vous dans un bain chaud où vous ne resterez que
quelques instants. Puis vous avalerez un bouillon
et un demi-verre de vin de malaga. Vous vous
endormirez aussi rapidement que possible et vous
resterez dans les bras du sommeil, jusqu'au réveil
naturel, qui se produit vers dix heures du matin,
dans ces circonstances. Alors vous prendrez un
bain froid, ou vous vous épongerez tout le corps
à l'eau froide, — et vous déjeunerez légèrement
de café au lait et de pain sans beurre.

La vieille dame ajoutait : Voyez comme il faut
se livrer au monde le moins possible; quel temps
précieux les fêtes ou les plaisirs nous font perdre
avant, pendant, après !

Elle reprenait : la marche en plein air est très
favorable pour le teint. Mais il est des exercices
sportifs dont il faut éviter l'*abus*. Autant une promenade journalière et raisonnablement limitée
est à encourager, autant il est nécessaire de dire
que le teint aura à souffrir, si l'on passe des journées entières à jouer au lawn-tennis, au crocket,
etc.

Portez des vêtements chauds et légers, afin de
conserver en tout temps à votre corps une chaleur égale. En hiver protégez bien l'épine dorsale.
Il est plus important de garantir cette partie du

corps que la poitrine elle-même. Adoptez des *corps de fichus* en soie, sous la chemise, si vous ne voulez pas vous soumettre, dans votre jeunesse, au gilet de flanelle. Toutefois, si vous êtes délicate, eussiez-vous vingt ans, vous vous couvrirez l'épine dorsale d'une *bande* de flanelle, qui s'attache au cou au moyen de rubans de soie et descend jusqu'aux reins. Vous n'aurez pas à redouter les rhumes, les bronchites, la phtisie, si vous prenez cette petite précaution.... qui n'exclut pas un léger décolletage devant, en pointe ou en carré.

N'admettez pas les vêtements trop serrés. C'est contraire à la santé et à la coquetterie bien entendue. On congestionne la face, quand on met les organes mal à l'aise. Les mains gonflent et rougissent, la tournure est guindée. Respirez dans votre corsage, que votre main joue dans le gant, que votre pied trouve dans le soulier toute la place qui lui est nécessaire.

De temps en temps, prenez, le matin, un verre d'une eau saline quelconque : Sedlitz, Epsom, Janoz, etc. Si votre teint se brouille, toutes les trois semaines, administrez-vous, en vous mettant au lit, trois soirs de suite, une cuillerée à thé de charbon de bois en poudre, mêlé avec du miel. On fait suivre d'un léger purgatif. Pardon !

Les ferrugineux et le quinquina ont un effet désastreux sur le teint. Les solutions alcalines, faiblement arsénicales sont, au contraire, des meilleures.

Épongez chaque jour tout votre corps à l'eau froide... quand vous êtes en bon état de santé. Habitez une maison saine. En hiver, ne laissez pas la température tomber au-dessous de 5° à 6° de chaleur, dans votre chambre à coucher. Travaillez. occupez vos heures. Lisez, prenez intérêt aux grandes et belles choses de la nature et de l'humanité. L'activité du corps et de l'esprit éloigne la vieillesse. Fuyez les excitations, le luxe outré, ne vous laissez pas gouverner par la passion.

Soyez sobre, vos traits s'affineront. La gourmandise déforme le corps, le matérialise. Il n'est rien de pareil à une sévère tempérance en toutes choses, pour conserver ou obtenir la beauté, la fraîcheur du teint.

Ne fardez pas votre visage dans la jeunesse, si vous voulez garder un teint pur dans votre vieillesse. Au moment où les fils d'argent commencent à parsemer votre chevelure, n'ayez pas recours aux teintures qui font tomber les cheveux ou en détruisent le lustre, la finesse, la souplesse. Une belle chevelure blanche encadre plus avantageusement le visage, à un certain âge, que des bandeaux aile de corbeau ou des boucles blondes.

Ne conservez pas trop de fleurs odorantes autour de vous. La fleur, disait un vieux médecin à une de mes fort jolies tantes, est jalouse de la beauté de la femme et essaie de lui nuire. C'était là une galante métaphore pour mieux convaincre sa belle cliente du danger qu'il y a à respirer les fleurs de trop près. Les migraines qui s'ensuivent n'embellissent certainement pas.

On assure que les femmes d'un certain âge font bien de se livrer aux exercices gymnastiques. Mais elles y auraient fort mauvaise grâce. Quand il faut agir des bras, que ne s'occupe-t-on de son ménage, ainsi qu'il a été prescrit dernièrement, à une reine du Nord, qui obéit à la sage ordonnance médicale. Les mains couvertes de gants, on époussette, on brosse, on balaie au besoin. C'est là une gymnastique suffisante et utile, naturelle et salutaire, non entachée de ridicule comme l'autre.

Oui, il faut secouer son corps, agiter ses membres. Mais surtout, il faut être joyeuse, au moins sereine. En avançant dans la vie, améliorons-nous toujours plus, soyons indulgentes et bonnes. Un caractère bienveillant, un certain calme d'esprit sont au nombre des conditions indispensables pour rester belle.

Dès l'âge mûr, dépouillons toute prétention à l'aspect juvénile. Une douairière en robe de tulle, décolletée, nu-tête, est affreuse, presque odieuse. C'est à elle qu'appartiennent les étoffes lourdes et riches, elle doit couvrir ses cheveux d'une mantille de dentelle et draper un mantelet autour de ses épaules amaigries.

Une grand'mère habillée comme sa petite-fille et même comme sa fille est chose horrible à voir.

Mais il faut continuer à aimer la jeunesse... chez les autres, l'accueillir avec bonheur, lui sourire.

En un mot, il est sot de redouter les années... qui viennent quand même. Acceptons notre âge ; une octogénaire, qui continue à prendre soin de sa personne, peut encore être belle, charmante, aimée... par ses enfants et ses amis, jeunes et vieux.

Petits secrets de beauté.

Il faut se rendre bien compte de la nature de sa peau pour rester jolie longtemps.

Si l'on a la peau sèche, on ne peut la traiter comme une peau grasse. Si elle est flasque, elle exige tout autre chose qu'une peau ferme.

Mais quelle qu'elle soit, il est bon de prendre garde aux cosmétiques du commerce qui la corrodent, la grossissent, la hérissent souvent d'horribles petits boutons blancs pointus que rien ne peut faire disparaître.

L'eau de rivière, de source, de pluie me paraît le premier, le meilleur de tous les cosmétiques, excellent pour toutes les peaux. Les sucs de melon, de concombre, un peu onctueux, conviennent aux peaux sèches. Le jus de fraise nettoie bien les peaux grasses. Une infusion de fleurs de lavande ou de marjolaine (origan, me dit un savant ami) tonifiera les chairs molles.

Encore ne faut-il pas abuser de ces remèdes. L'usage n'en doit jamais être journalier, sous peine de devenir sans effet au bout de quelque temps.

Tout traitement doit être interrompu de temps en temps pendant quelques jours. Notre corps s'habitue vite à toute médication, qui cesse alors d'agir efficacement.

Un visage fané (ce sont les peaux sèches qui se fanent le plus vite) retrouverait quelque fraîcheur en usant d'une eau dont nous allons donner la recette, eau qui assouplit l'épiderme.

On fait bouillir de la mie de pain et des racines de guimauve dans de l'eau de pluie *filtrée*. Quand l'eau a un peu réduit, on passe au linge blanc lessivé, puis on ajoute du jaune d'œuf (en assez forte proportion) et de la crème fraîche. On bat l'eau pour bien mêler, on parfume avec de l'eau de fleurs d'oranger.

Il faut préparer cette eau chaque fois qu'on veut s'en servir. Il serait regrettable d'en faire usage le lendemain, car elle serait déjà aigrie.

L'eau de plantain est à recommander également.

Les jolies octogénaires.

Une octogénaire, avons-nous dit, peut encore être belle et charmante. J'ai eu plus d'un exemple de cette persistance de la beauté à un âge avancé. A quatre-vingt-cinq ans, la maréchale Davout, princesse d'Eckmühl, — la femme du vainqueur d'Auërstaëdt, — avait encore un port de reine, des yeux superbes et le plus beau teint du monde, d'une blancheur qui luttait avec celle de son admirable chevelure de neige.

La maréchale n'avait jamais usé que d'eau
claire pour se débarbouiller le visage. Sa table
était très simple, sauf les jours où elle recevait,
mais sans qu'elle se départit de son extrême sobriété. Elle était généreuse, bienveillante, accueil-
lante, quoique ou parce que si grande dame, qualités qui lui avaient fait conserver le charme et
la grâce, de sorte qu'on s'est plu auprès d'elle
jusqu'à son dernier jour.

Elle avait été l'une des plus jolies femmes de
son temps, mais elle avait fui les succès de la
beauté. Dans sa jeunesse, sa pensée était toujours
rivée à un absent bien-aimé, à l'époux toujours
éloigné, au héros toujours exposé. La vieillesse
n'avait ni effrayé ni mélancolisé cette vaillante
nature, quoi qu'elle eût supporté bien des peines,
et les années en avaient fait une douairière à la
fois attirante et imposante. On voyait que ses
yeux, que son front ne réflétaient que de saines
pensées, et elle avait cette auréole des femmes
fortes, vertueuses, aimantes.

Tout le monde a entendu parler de sa fille, la
marquise de Blocqueville, que son talent littéraire suffirait à placer au premier rang. Mais la
marquise est, en outre, la maîtresse de maison la
plus séduisante de Paris, bien qu'elle ait vu aussi

fuir la jeunesse. D'une bonté, d'une générosité, d'une grâce exquises, trouvant son bonheur à donner de la joie aux autres, à mettre en valeur les dons petits ou grands de ceux qu'elle estime, son front pur garde la trace des plus nobles préoccupations de l'esprit, et quoi qu'elle ait souffert, son sourire est d'une douceur pénétrante. Comme sa mère, elle porte ses cheveux blancs, qu'elle poudre légèrement, ce qui lui donne une ressemblance de plus avec les adorables femmes du xviiie siècle.

La marquise s'habille avec une rare élégance, sans dépenser toutefois autant que les femmes de son rang. La coquetterie est un devoir pour la femme, jusqu'au bout.

Dans son charmant livre de pensées, si poétiquement appelé « Chrysanthèmes », la marquise écrit : « La coquetterie de la vieillesse est une sainte coquetterie, car elle commande de prendre plus soin de soi pour ne pas déplaire, que la jeunesse n'en prend pour plaire. »

Toutes les femmes d'un certain âge devraient copier la toilette de Mme de Blocqueville, au lieu de prendre pour modèle les ajustements de leurs petites-filles. « Il vient une heure, dit encore la marquise, où chaque femme doit s'habiller à *sa*

mode, si elle ne veut pas manquer à la dignité de
son âge en suivant *la* mode. »

Ce sont là tous les secrets pour rester belle et
plaire à tous jusqu'à la fin.

OBÉSITÉ ET MAIGREUR

Les Femmes grasses.

L'embonpoint excessif déforme le corps humain, lui fait perdre toute élégance. La femme se voit engraisser avec terreur, car alors il lui faut dire adieu aux lignes idéales de son profil, à la sveltesse de son buste, à la grâce de sa tournure.

Il y en a qui ont le courage de se soumettre au plus sévère régime, au plus dur traitement pour sauver leur beauté, et bien elles font, car il faut que la femme soit, reste ou devienne jolie.

Un jour l'impératrice Élisabeth d'Autriche s'aperçut que son menton de statue se doublait, que le tour de sa taille augmentait. Elle poussa un cri d'effroi. Eh! quoi, elle allait perdre cette minceur qui la rajeunissait de vingt ans, son port de déesse marchant sur les nues? Non, non, elle ferait tout pour rester la plus belle souveraine de l'Europe. Et, elle, la première écuyère du monde, elle renonça à l'équitation et se mit à faire des marches forcées, tous les jours, par tous les temps.

Un peu plus tard, ce fut la reine Marguerite d'Italie qui fut menacée par *l'empâtement*. Ah! elle non plus ne voulait pas perdre sa réputation de jolie femme, et elle prit le bâton ferré des ascensionnistes pour escalader les plus hautes montagnes de son royaume.

Avant elles, Diane de Poitiers marchait tous les jours pour « se maintenir en beauté ».

Une femme trop grasse ne peut faire un pas sans souffler comme un phoque, sans transpirer comme une rivière ; elle est lourde comme un éléphant, sa tournure épaisse, le balancement de ses hanches énormes, lui donnent un aspect vulgaire, quelle que puisse être sa distinction native. Ses joues débordantes, ses paupières chargées de graisse lui font un masque repoussant. Elle perd la beauté, la forme, la grâce.

Je ne tracerais pas ce portrait, je n'insisterais pas sur la laideur infligée par l'obésité, si je ne voulais réveiller la coquetterie des femmes qui se sont *laissées grossir* démesurément, et, si je ne savais que l'on peut remédier au mal, avec du courage et

de la volonté. J'ai voulu servir de miroir, avant de
faire office de médecin, et si j'ai été dure, c'est pour
bien persuader les gens qu'il est de toute nécessité
de chercher la guérison d'une gênante infirmité,
guérison qui est à la portée de tous.

Comment on évite l'obésité.

On éviterait toujours l'obésité si on ne s'aban-
donnait jamais à la paresse, si on occupait son
esprit, si on remuait son corps. Si en était moins
ami de ses aises, des longs sommes dans l'édredon,
des stations prolongées dans un fauteuil confortable. Avez-vous jamais vu un paysan atteint
d'obésité ?

Il faudrait aussi, quand on a tendance à engraisser, vivre avec une frugalité quasi spartiate. Mais
le défaut de gourmandise est plus fort que la coquetterie, que le désir de se bien porter. Renoncer à la
bonne chère, aux mets succulents, aux vins des
grands crus, à la cuisine de haut goût, vous n'y
songez pas. Pourtant, voyez : les pauvres diables,
qui ne mangent jamais chez Lucullus, ne sont jamais
défigurés par une surcharge de graisse.

Allons, secouez-vous, malheureux obèses (car je

vous plains, moi). Travaillez, jusqu'à amener la sueur à votre front. Servez à quelque chose. On n'a pas le droit d'être inutile.

Et puis réduisez votre table. Aujourd'hui supprimez un plat, demain un autre. Ces mets trop surabondants, faites-les donc porter chez un pauvre voisin. Vous ferez la charité à deux personnes : à... vous et à un misérable qui compte peut-être les morceaux de pain.

Prenez pour devise : Travail et frugalité, c'est comme cela que vous vous sauverez.

Moyens de maigrir.

L'exercice, même un peu exagéré, est un des grands remèdes préconisés pour ramener le corps à de justes proportions.

Il ne faut pas craindre d'aller jusqu'à la fatigue, car alors la respiration se trouvant considérablement augmentée, les hydrocarbures fécules, sucre, se trouvent brûlés et on évite ainsi leur transformation en graisse. Cela posé, les habitudes à prendre sont tout indiquées : il faut s'arracher au sommeil, au lit de très bonne heure; aller, venir dès le matin. On se couchera tard et on s'imposera un travail intellectuel très soutenu.

Mais il faut accompagner l'exercice d'une extrême sobriété et d'un régime diététique rigoureux, c'est-à-dire proscrire de la nourriture les aliments qui ont une grande influence sur la production de la graisse : Tels sont ceux qui sont riches en fécule et en sucre, en fécule surtout (le blé, le seigle, l'avoine, le riz, les pommes de terre, le tapioca, le sagou, etc.) qui procurent rapidement un embonpoint qu'on est loin de désirer. Pardon de la comparaison, mais voyez la poularde à l'épinette, le repos forcé qu'on lui impose et les pâtées abondantes dont on la gave accumulent les couches de graisse sur son corps; à côté d'elle, remarquez les animaux carnivores, carnassiers que l'homme a laissés à l'état sauvage, qui ne connaissent ni la paresse ni les excès de table, engraissent-ils jamais?

Allons, mesdames, que celles d'entre vous qui commencent à prendre des formes trop majestueuses entendent mon cri d'alarme. Renoncez désormais à entrer chez le pâtissier, tous les gâteaux vous sont interdits, toutes les friandises et chatteries sucrées. Le pain, lui-même, vous sera parcimonieusement mesuré. Les légumes secs ne sont pas non plus pour vous.

Il faut vous nourrir de viandes maigres, d'œufs, de laitage, de légumes verts, de salades, de champignons, de fruits, etc. Eh bien! il y a encore de quoi composer de jolis menus. Mais de tout ce qui vous reste permis, mangez modérément, restant sur votre appétit autant que possible. (Dans les civilités puériles et honnêtes, on appelle cela « se retirer de table poli à l'égard de soi-même »).

Buvez peu, même en mangeant et trempez votre vin d'eaux de Vichy, d'Appollinaris, qui ont la propriété d'expulser les gaz du corps, ce qui est à obtenir pour les gens obèses ou seulement un peu trop gras.

Ne croyez pas que le café ait la vertu de vous amaigrir. Le café, au contraire, est propre à faire engraisser, lorsqu'il est bien supporté. Ce n'est pas à la quantité des matières nutritives qu'il contient que ce résultat est dû, mais à son principe digestif. Il facilite si bien la digestion, la rend si complète, qu'aucune partie nourrissante des aliments n'échappe, sous son action, à l'assimilation. Tout ce qui peut nourrir et engraisser est absorbé sous l'influence de ce puissant stimulant. Le thé a les mêmes effets, mais à un moindre degré.

Du courage, soumettez-vous au travail et aux privations. L'obésité nuit à la force de l'homme, à la beauté de la femme, à leur élégance à tous deux. Et puis, la respiration est gênée, on a de la peine à se mouvoir, on voit diminuer la puissance des muscles, l'énergie des nerfs, la souplesse, l'agilité des membres.

Les figures les plus piquantes, les plus spirituelles deviennent insignifiantes, les lignes et les traits se perdent dans ce superflu de graisse. Le corps augmentant de volume perd l'harmonie que la nature a donnée à cette structure quasi divine de l'homme.

Enfin l'obésité vous prédisposerait à l'apoplexie, à l'hydropisie. « Les corps replets, a dit Hippocrate, sont plus exposés aux morts subites que les corps grêles. » Les gens gras atteignent rarement un âge avancé. Avis à ceux qui aiment la vie.

Les Femmes maigres.

Les formes anguleuses, l'absence de chair, qui laisse entrevoir l'ossature sous la peau, sont considérés comme une disgrâce pour la femme, d'autant que la maigreur est presque toujours accompagnée d'un vilain teint.

Ayez le courage d'entendre les plaisanteries que l'on fait sur les femmes maigres : « C'est une planche. » « Elle est plate comme la main, » etc., etc.

N'allez pas croire, non plus, qu'on n'est distinguée qu'à la condition d'être maigre... comme je l'ai entendu dire par de pauvres femmes très sèches.

La maigreur tient *parfois* à un caractère... désagréable. Je le dis parce qu'on peut se corriger. On se tracasse, on est tatillonne, on se tourmente et on tourmente les autres. On est agitée, impatiente, toujours en mouvement. On perd, à cette vie, la grâce féminine.

L'agitation n'est pas l'activité, l'activité bien réglée, si avantageuse à la beauté, à la santé, à la bonne ordonnance de la vie.

Une femme maigre a, en général, un teint plombé ou brouillé, parce qu'*elle se fait du mauvais sang*, comme on dit vulgairement, mais si justement.

Mais, si elle le veut, elle peut devenir blanche, rose et arrondir ses formes.

Moyens d'engraisser.

La maigreur reconnaît souvent pour cause, une alimentation peu abondante, mal choisie, insuffisante; les fatigues, surtout celles qui sont occasionnées par les travaux intellectuels prolongés, les préoccupations excessives; enfin un tempérament nerveux et bilieux, un esprit chagrin.

Riez, vous engraisserez. Tâchez de vous procurer la tranquillité d'esprit. Couchez-vous tôt, levez-vous tard, mais toujours à une heure régulière. Ne travaillez pas avec excès, faites des promenades modérées, lorsque le temps le permet. Prenez vos repas tous les jours à la même heure. Il vous faut une bonne nourriture, abondante, sans excès toutefois. Vous la composerez, en grande partie, de substances farineuses, choisies, de bonne qualité, faciles à digérer, s'asssimilant facilement. En première ligne le pain, les potages aux pâtes, le tapioca et le sagou (le sagou de l'Inde), le gruau d'avoine, le riz Caroline. La viande tiendra une place modérée dans cette alimentation et sera de bonne qualité. Le premier déjeuner doit se composer de café au lait ou de chocolat. Vous boirez

du café noir après le second déjeuner; un verre de
vieux vin de Bordeaux après le dîner; une tasse
de thé dans la soirée.

Vie calme dénuée d'émotions autant que possible, distractions en famille. Bains tièdes. Et surtout maintenez-vous en belle humeur.

Ainsi vous remédierez à l'extrême maigreur.
Une femme *mince*, au formes graciles peut être
séduisante. Une femme maigre est laide ou, du
moins, enlaidit. Un proverbe ardennais assure
« qu'on ne voit pas de belle peau sur les os ».

UN PEU D'ESTHÉTIQUE

Coquetteries permises

Il ne suffit pas d'être une bonne femme et une bonne mère pour retenir au foyer son mari, le père de ses enfants. Il faut encore être une jolie femme, une femme agréable. On devient souvent agréable et jolie à peu de frais. En choisissant pour sa toilette les couleurs qui vont au teint ou s'harmonisent avec la couleur des cheveux. En faisant valoir son pied par une chaussure aussi élégante que possible. En portant parfois des manches flottantes (aux peignoirs d'été, par exemple) qui laissent apercevoir un bras blanc et bien fait, un coude rond. En indiquant la finesse de sa taille par une ceinture, au lieu de porter des vêtements informes. En arrangeant ses cheveux de façon à donner au visage un cadre qui l'adoucisse et à ne pas voiler le dessin de la tête.

Au lieu de cela que fait-on souvent? On adore son mari et on ne pense pas à lui plaire; on porte des robes grises, neutres, qui vous donnent un aspect terne, triste, morne. On chausse son pied d'une pantoufle sans grâce et grossière. On cache toujours des bras qui peuvent être une séduction. On s'habille de peignoirs où le corps est tout d'une pièce du col aux pieds. On tord ses cheveux proprement peut-être, mais sans goût et sans profiter du secours qu'ils peuvent nous donner pour nous embellir.

Je vous assure que la coquetterie est permise dans une certaine mesure, que nous avons le devoir de paraître avec tous nos avantages aux yeux de celui qui est notre vie. Il nous aimera mieux, plus vivement, plus longtemps. Cela ne vaut-il pas bien quelques peines? Si nous désarmons, si bon, si doux que nous lui fassions son intérieur il se laissera fasciner par quelque autre plus habile que nous. Il nous restera peut-être fidèle, nous posséderons peut-être encore son cœur, mais c'est le devoir qui le maintiendra à nos côtés. Il faut que ce soit le devoir *et le charme;* qu'il ne puisse faire de comparaison désavantageuse entre nous et une autre. Beaucoup de femmes pourront être plus belles que l'épouse, si celle-ci sait profiter de ses dons naturels et y ajouter par le soin de sa personne et de sa toilette, le mari ne s'apercevra pas des mérites des autres.

On ne doit pas rester indifférente quand le teint se brouille, quand il survient quelque avarie à sa beauté. On remédiera au mal le plus vite possible. En un mot, on ne peut s'abandonner une minute, si on tient à son propre bonheur, à celui de son mari, à celui de ses enfants.

Quand je vois une femme ridiculement coiffée dans son intérieur, vêtue d'une robe fanée et sans grâce, j'augure mal de l'avenir, si le présent est encore heureux. Mais c'est pour le compagnon de notre vie qu'il faut réserver toutes les gracieuses coquetteries féminines, c'est pour lui que vous devez être belle, soignée, doucement parfumée. Venez à bout de votre indolence, ne négligez ni la promenade au grand air ou l'exercice, si vous n'avez pas le temps de vous promener, ni les bains, ni les ablutions, qui vous maintiendront en beauté et en santé.

Servez-vous de votre intelligence pour rester jolie ou le devenir. Ajoutez à la culture physique la culture morale et intellectuelle. Veillez en même temps à tous les détails de votre ménage, occupez-vous de vos enfants. Cette activité du corps, du cœur et de l'esprit est nécessaire à qui veut rester belle et aimée.

Enfin souvenez-vous que tous les conseils de ce livre ont été réunis avec le secret espoir de vous aider à être heureuse, et n'en dédaignez aucun.

L'art de combattre la vieillesse.

L'art de combattre la vieillesse, c'est de ne pas la craindre, de ne pas se laisser aller à la terreur des années.

C'est de ne pas user de moyens absurdes, inintelligents, dangereux, dans le vain espoir de la retarder.

C'est de renoncer à une toilette juvénile, qui vieillit quand elle ne sied plus.

C'est de rester accueillant pour la jeunesse, de l'aimer, de ne pas la jalouser.

C'est de se retirer noblement de la lutte, de ne pas se poser en rivale de ses filles.

C'est de s'entourer d'affections sûres et douces, qui empêchent le cœur de se dessécher.

C'est de continuer à s'intéresser à tous les faits du siècle, de prendre plaisir à causer des grandes découvertes, des belles inventions ; de ne pas nier le progrès, de ne pas prétendre qu'hier valait mieux qu'aujourd'hui.

C'est de conseiller les autres avec douceur ; c'est de ne pas prétendre que les années vous ont tout appris.

C'est d'être bon et bienfaisant, par l'action, la parole, le cœur.

C'est de redoubler de coquetterie... c'est-à-dire de soigner toujours davantage sa personne, car si l'on venait à abandonner quelques-unes des habitudes de propreté, la décrépitude arriverait au triple galop : et on offrirait aux yeux un aspect bien plus repoussant qu'un homme ou une femme de vingt ans négligé, — négligence qui est déjà un vice rédhibitoire à cet âge.

Enfin, c'est d'adopter de beaux costumes d'une riche simplicité, dénués de toutes prétentions, où le corps soit à l'aise, ce qui n'exclut pas la grâce, au contraire.

Je vous assure que, sous ces traits-là, un homme et une femme peuvent combattre la vieillesse jusqu'à la mort. On se plaira avec eux, auprès d'eux, jusqu'à la fin. On ne dira pas peut-être : ils sont jeunes, mais ou dira encore moins, ils sont vieux, car ils n'ont de la vieillesse que les années et aucune des disgrâces.

Les grandes mondaines.

N'entendez-vous pas parler de la princesse de Z... et de la duchesse de X..., de la marquise d'Y..., etc., etc., de Mme A..., de Mme B..., de Mme C... comme de jeunes femmes, belles et séduisantes ?

Tout à coup vous apprenez qu'elles ont cinquante, soixante ans, mais vous les avez vu passer et vous vous refusez, comme ceux qui les louent et les admirent encore, à leur donner cet âge qu'on vous affirme être le leur.

Ces grandes mondaines, qui mettent toute leur joie et tout leur bonheur dans les succès de salon, ont *voulu* rester jeunes et belles et, jusqu'à un certain point, elles y sont parvenues, elles démentent de quinze ans leur acte de naissance.

Pas un instant, elles n'ont négligé le culte de leur beauté, se soumettant à tout pour combattre les approches de la vieillesse, pour conserver intact le moindre de leurs avantages ou pour acquérir ceux qui s'obtiennent par les soins et l'étude.

Elles ont disputé âprement, pied à pied, chaque fois que la maladie, le chagrin, la fatigue ont voulu faire injure à leurs charmes.

Courbées un instant, elles se sont redressées elles ont combattu, car pour elles c'était une question de vie et de mort. Il s'agissait, selon le point de vue mondain, d'être ou de ne pas être. *Be or not to be*.

Et elles ont réussi à vaincre les temps et la nature.

Sans imiter leurs sacrifices qui ne sont pas toujours compatibles avec la vie que mène une honnête et simple mère de famille, ne voulez-vous pas lutter, vous aussi, avec les armes permises que je vous ai indiquées, pour arrêter la vieillesse et l'enlaidissement? Cela vous sera plus facile qu'à elles. La saine activité où vos journées s'écoulent vous est favorable, tandis que les mondaines ont sans cesse à réparer les rudes fatigues de leur vie de plaisirs et de déplacements.

Elles ont cherché des satisfactions d'amour-propre, de vanité. Vous, vous aurez en vue de rester la fée charmante du foyer, le régal des yeux de celui à qui vous vous êtes entièrement donnée.

L'art de paraître toujours jeune.

Pour ne pas vieillir, disait une charmante vieille femme à son mari, quand elle le voyait dans ses jours de morosité, pour rester toujours jeune, il faut être aimable.

Un visage sombre, un air bourru, un regard malveillant, mais c'est un paysage d'hiver.

Un visage serein, un air gracieux, un regard doux et bon, c'est comme un jour de printemps, et le sourire des lèvres joue le rôle du rayon de soleil.

Les gens bougons, remarquez-le, paraissent toujours dix ans de plus que leur âge. Le visage se plisse sous l'action du froncement de sourcils ; la bouche s'avance désagréablement en faisant la moue. On s'enlaidit et on se vieillit à plaisir.

Regardez, à côté, cette femme souriante : tous ses traits sont reposés, sa bouche forme un arc adorable, la bienveillance adoucit son regard et la bonté illumine son front lisse.

Elle est peut-être l'aînée de la femme maussade que vous voyez auprès d'elle, elle paraîtra toujours sa sœur cadette.

La grâce des mouvements.

Pour être gracieux, il faut que l'harmonie gouverne nos mouvements.

Les astres gravitent harmonieusement ; s'ils voulaient échapper aux lois du nombre et de l'accord, il se produirait une affreuse confusion dans l'univers. La dissonance, quand elle n'est ni préparée ni sauvée, détruit l'harmonie en musique et blesse l'oreille. On pourrait multiplier les exemples pour prouver que l'harmonie régit ou devrait régir toutes choses, depuis la marche des étoiles, jusqu'aux gestes du ciron humain.

Il y a des femmes qui ont, à un degré supérieur, l'intuition harmonique. J'en sais qui choisissent leurs sièges, leurs poses selon la toilette qu'elles portent, et elles font cela inconsciemment. Vêtues d'un costume simple, elles s'appuieront contre un meuble d'un style sévère ou s'assiéront sur une chaise de chêne, qui sera en parfaite harmonie avec l'aspect qu'elles présentent dans leur costume tailleur un peu rigide. Elles se tiennent droites sur ce siège qui n'appelle pas l'abandon. Couvertes de soie et de dentelles, c'est vers les canapés de satin, vers les ottomanes de peluche, vers les fauteuils de velours qu'elles se dirigeront et qu'elles se poseront avec un laisser-aller plein de charme, mais qui ne compromet pas la correction de la structure. Seulement, leur épaule nue caressera l'étoffe moelleuse où elle s'appuie, et leur corps paraîtra s'enfoncer dans le siège capitonné. Elles offrent ainsi à l'œil, sans s'en douter, en toutes circonstances, d'adorables tableaux vivants, des tableaux harmonieux.

Il n'en pourra être de même de la femme raide, sèche, anguleuse, qui n'a pas su s'adoucir, dont les gestes sont brusques et saccadés ; dont tous les mouvements sont pleins de gaucherie parce qu'elle ne sait pas donner à son corps l'équilibre, qui est tout le secret de la grâce.

Celles qui savent marcher et *se tenir* possèdent cet équilibre. La nature leur avait peut-être accordé ce don ou, du moins, elles ne l'avaient pas perdu par de mauvaises habitudes, en cessant de veiller sur elles-mêmes. Ou, encore, elles l'ont reconquis par l'étude. C'est le cas des grandes actrices. Voyez-les marcher en scène : en même temps que leurs pieds se meuvent, leur poids est jeté sur les hanches et le corps est ainsi maintenu en équilibre. Quelque mouvement qu'elles fassent, il est réussi parce qu'elles connaissent les lois de l'harmonie. Quand l'actrice salue, elle incline son corps et le redresse du même mouvement égal et doux.

Vous ne verrez jamais son bras se tendre tout droit, affectant la ligne horizontale dans le premier mouvement. Si le bras doit être étendu, ce n'est qu'au second état du geste qu'il atteint cette position. Il se lève, puis s'étend. S'il s'étendait immédiatement, la femme ressemblerait à une poupée articulée. Nous allons indiquer ce qu'il y a à faire pour posséder cette science de la grâce, grâce qui n'est pas apprêtée comme on pourrait le craindre, car elle repose sur un principe naturel.

Comment il faut marcher.

Si vous vous courbez en marchant, quand vous êtes seul dans votre jardin ou votre appartement, promenez-vous, allez, venez, les mains derrière le dos.

Il faut apprendre aux enfants à rejeter leurs épaules en arrière ; pour y arriver on leur fait mettre les coudes au corps. Alors, tout naturellement, ils marcheront le menton dégagé et la poitrine jaillira en avant. Le dos rentrera, les omoplates seront maintenues à leur place au lieu de saillir; le buste se cambrera, le poids entier du corps sera jeté sur les hanches, ce qui est nécessaire à son parfait équilibre.

On s'étudiera aussi à frapper d'abord la terre de la paume du pied, afin de ne pas marcher sur les talons, la pointe relevée, ce qui est si laid, si disgracieux, ce qui alourdit tant la tournure et inflige au système tout entier un ébranlement inutile, que la nature avait voulu nous éviter, en nous douant du cou-de-pied.

Lorsqu'il faut monter un escalier, gravir une côte, on courbe souvent le dos, la tête. On doit redresser l'un et l'autre pour la bonne santé des poumons et la grâce de la démarche.

Les femmes qui ont appris à marcher ou qui marchent naturellement d'après ces principes, à l'instar de la déesse, ne courbent plus les fleurs sur lesquelles elles passent.

Grâce de la structure.

Pour rester svelte, il faut apprendre à se bien tenir. Si les femmes veillaient mieux sur leur maintien, arrivées à la trentième année, elles au-

raient des tailles plus fines et des hanches moins
fortes.

La femme qui se tient droite, qui n'enfouit pas
son menton dans le col de ses vêtements, qui efface
ses épaules et cambre ainsi tout son buste sans
effort, conserve des muscles fermes et bien tendus,
avec la courbe voulue au défaut des côtes. Ainsi est
conjuré l'empâtement si redouté, qui enlève au
corps toute jeunesse et toute élégance.

La femme qui se tient bien, qui jette le poids du
corps sur les hanches (on ne saurait trop le répéter),
au lieu de le faire supporter par l'abdomen est
douée de ce qu'on appelle le port de reine, la
démarche de la nymphe. Ne craignez pas d'avoir
l'air hautain. Si vos yeux sont doux et votre sourire aimable, votre grâce un peu fière n'éloignera
pas la sympathie, au contraire.

Je ne vous dis pas, vous entendez bien, de lever
la tête comme un paon orgueilleux, ni de vous
raidir, ni de faire la roue, mais de maintenir votre
buste dans la position ferme et droite que la nature
lui a dévolue : que vous marchiez, que vous soyez
assise ou que vous vous teniez debout, afin de ne
pas avoir l'air d'un paquet et de garder à votre
corps la correction de sa structure.

S'il vous faut vous baisser, vous pencher, vous

accomplirez ces mouvements avec mille fois plus de grâce et de flexibilité qu'une femme affaissée, courbée, au dos arrondi par l'habitude de *se laisser aller*.

La nature nous punit toujours lorsque nous contrevenons à ses lois. Elle veut que la race humaine tienne bien droit le corps qu'elle lui a sculpté, elle veut qu'elle regarde le ciel. Si vous vous laissez attirer vers la terre, vous perdrez la beauté de vos formes.

Conseils pour une femme un peu forte.

Une femme un peu forte ne doit pas porter le costume tailleur. Il dessine trop le corps, il met en relief chaque livre de graisse.

Elle se privera de chou ou de rose de ruban à sa ceinture devant ou derrière, cet ornement l'épaissirait beaucoup trop.

Elle ne découvrira pas ses bras qui sont toujours trop gros à l'épaule, prennent une apparence de jambon ou de gigot.

Une ruche au cou ne lui convient pas du tout, ni un col haut et serré. Elle doit ouvrir *un peu* sa robe en pointe ou rabattre son col devant. Le boa de plume est le seul qui ne l'*engonce* pas trop.

Les basques courtes la grossiraient ridiculement.

La coiffure basse ne lui sied pas. Elle doit arranger ses cheveux sur le sommet de la tête, sans les tortillonner ; les bandeaux, si bandeaux il y a, ne seront pas tirés, plaqués. Il lui faut accorder un certain abandon à sa chevelure, et pas trop la huiler ni la graisser.

Les dessins à grandes fleurs, les carreaux petits et grands seront repoussés pour ses robes et ses manteaux. Les raies et l'uni, les tout petits semés ton sur ton, c'est tout ce qu'elle peut se permettre. Nuances foncées.

Peu de bijoux. Pas de perles au cou. Jamais de boucles d'oreilles. Seulement les bagues indispensables.

Les manches épaulées et les poignets étroits seront évités. Elle portera des gants larges.

Principes concernant la toilette

Une femme qui affecte l'indifférence au sujet de la toilette, manque absolument de jugement. Il est certain que c'est pour nous une question considérable.

La forme des vêtements, leur couleur, leur

texture ont une importance qu'il est absurde de dédaigner.

Une femme qui s'habille mal n'est femme qu'à moitié, si les défauts de sa toilette sont le résultat de son insouciance en la matière. Mme de Maintenon prétendait que le bon goût indique le bon sens.

C'était encore elle qui blâmait les femmes qui garnissent beaucoup les étoffes grossières et s'attifent avec de vilaines choses. Et comme elle a raison ! Ce n'est pas un ruban par-ci, une fleur par-là qui nous donnent de l'élégance. Rien de pareil aux ornements hors de propos pour gâter une toilette ou la rendre ridicule. Une robe d'un tissu peu coûteux peut encore être gracieuse, si elle est simple et sans prétention.

On ne devrait jamais accepter la mode qui favorise les tissus bourrus, rugueux. En jupes, ils donnent des plis durs et raides : en corsage, ils nuisent au teint, à la peau.

Les lainages n'habillent bien qu'à la condition d'être moelleux, à l'œil et au toucher. Les soies cassantes ne peuvent faire de jolies robes. Les soies de couleur, d'un prix modéré, feront des costumes charmants, s'ils sont taillés et combinés avec goût; mais une robe de soie noire doit être de bonne qualité, par conséquent, d'un prix convenable. *Le noir ne peut être mesquin.*

Les belles plumes font infiniment d'honneur et durent longtemps. Elles ornent fort gracieusement un chapeau. Si on ne peut prétendre qu'à des plumes mesquines, il vaut mieux renoncer à cet ornement.

Les rubans raides garnissent très mal les chapeaux. On doit faire un petit sacrifice pour employer du ruban souple et beau.

Il est bon de n'acheter aucune chose que l'on n'ait la certitude de pouvoir remplacer dès qu'elle est usée ou si elle vient à être mise hors de service par accident, car son défaut ferait un vide trop sensible dans la toilette.

Une robe de velours fait beaucoup d'usage, mais à la condition qu'on ait un ou deux autres costumes habillés. Le velours qu'on porte souvent s'écrase, devient très laid.

Les étoffes laine et coton ne sont pas jolies et ne valent rien. Un lainage fort vaut deux tissus ordinaires.

Les blondes ont tort de porter du bleu pâle. Il donne à leur teint une couleur cendrée. Le bleu sombre leur va très bien, au contraire. Une robe de velours bleu foncé est le cadre qui fait le mieux valoir leurs dons physiques. Les nuances neutres leur sont très désavantageuses.

Les brunes, dont la peau a des tons jaunes, éviteront le bleu. Il verdirait leur teint ou le ferait paraître plus hâlé. Les brunes au teint fleuri peuvent affronter le bleu. Le vert est redoutable pour les brunes, à moins qu'elles n'aient la peau très blanche. Il va admirablement aux blondes, surtout aux blondes colorées.

Les brunes pâles doivent rechercher les teintes du rouge qui augmente l'effet de leur beauté. Le cramoisi peut être adopté pour les blondes. Le jaune est un voisinage superbe pour une brune pâle, surtout à la lumière artificielle. Remarquez que le jaune est moins vif, bien plus doux le soir que sous le soleil. Il s'harmonise avec le ton olivâtre du teint des brunes et l'adoucit beaucoup. La peau des brunes lui emprunte une teinte crémeuse qui s'harmonise merveilleusement avec leurs yeux brillants et leurs cheveux sombres. Quoi qu'on dise le jaune va très mal aux blondes.

Il ne faut se décolleter qu'à la condition d'avoir des épaules et des bras irréprochables. Des épaules pointues, des coudes anguleux n'ont rien d'agréable à l'œil, on fait mieux de les dissimuler. Mais pour aller au bal, à l'opéra, etc., dira-t-on ? Décolletez

le corsage de votre robe, mais voilez vos épaules
de tulle ou de dentelle savamment drapée, et faites-
en autant pour vos bras.

Un femme très grosse ne se décolletera pas non
plus.

La fraîcheur de la toilette étant un de ses grands
mérites, il ne faut pas sortir un jour de pluie ou de
boue avec une robe dite habillée. On fait ses
courses avec un costume spécial, ou avec une robe,
un manteau, un chapeau de l'année précédente.
On réserve ses vêtements élégants pour les circonstances qui demandent une grande correction, une
certaine richesse dans la toilette.

Il est absurde d'avoir beaucoup de robes, de
manteaux, de chapeaux à la fois. On sait ce que
dure la mode. Une toilette démodée devient
désagréable à porter, semble ridicule.

Une robe du matin est nécessaire. Elle doit être
très convenable, très propre. Ce sont des conditions indispensables. Il faut une robe de l'après-
midi pour rester chez soi ; un costume simple pour
faire des courses. Une toilette pour faire des
visites, s'habiller en quelques circonstances. C'est
le *minimum* d'une garde-robe féminine. Une femme
habile disposant de maigres ressources convertit
ses anciennes robes de toilettes en robes d'inté-

rieur. Je n'ai pas besoin d'indiquer aux femmes riches les robes de messe de mariage, de dîners, d'opéra, de soirées, de concerts, de bals, etc., et tous les accessoires de ces toilettes.

Je me bornerai à ajouter qu'on ne porte pas de diamants aux oreilles le matin avec un costume-tailleur; que chaque toilette doit être assortie depuis les bottines jusqu'au chapeau. C'est-à-dire, pour donner un exemple, qu'on ne porte pas un chapeau très élégant avec de grosses bottines et une robe d'étoffe commune; qu'avec le petit costume dit *complet*, il faut un chapeau simple et tout à l'avenant; avec une robe de velours, un chapeau, des gants, un vêtement en harmonie.

CONSEILS DIVERS

Maquillage.

Je n'ose croire que mes conseils auront assez d'autorité auprès de *toutes* mes lectrices pour leur faire perdre la déplorable et enlaidissante manie de se farder, manie qui entame bien la dignité féminine à un certain âge, comme elle compromet la beauté dans la jeunesse.

Pour celles qui continueront, malgré mes instances, *à faire leur visage*, je veux au moins enseigner à placer le rouge sur les joues, selon les principes du xviiie siècle.

« Il faut le mettre en lignes droites, au plus près des yeux, cette couche de carmin augmente leur éclat ; les trois autres couches inférieures doivent s'arrondir avec grâce, à distance absolument égale du nez et des oreilles, et ne jamais tomber au-dessous de la bouche. »

Cette manière de porter « un pied de rouge » n'enlèvera pas toute distinction au visage, comme il arrive si souvent lorsqu'on lui fait subir ces « apprêts » inintelligents, qui désolent les gens de goût.

Au siècle dernier, où le rouge était d'étiquette et indice d'un certain rang pour les femmes, les dames de la cour étudiaient sérieusement l'art de rougir aristocratiquement leurs joues.

Elles auraient été bien plus jolies encore, ces charmantes femmes, si elles avaient gardé leur teint naturel et *délicat*, « rose de haies ».

Quant à l'émaillage (!) je n'en parlerai que pour mémoire. La femme émaillée ne peut plus sourire ni pleurer, de crainte de voir se craqueler l'enduit dont on a revêtu sa peau naturelle. Elle a une tête de porcelaine, froide, sans expression. Son teint est livide, au grand jour.

Et les blancs, me direz-vous ? Les blancs sont encore plus funestes au teint que le carmin. Je les proscris du cabinet de toilette au nom de la raison... et du bon goût : la ressemblance avec Pierrot n'est pas à ambitionner,

Les différentes teintures.

Aux mêmes femmes, qui ne voudront pas porter leurs cheveux gris ou blancs, j'enseignerai quelques teintures inoffensives.

Du thé très fort teint assez bien les cheveux blonds qui grisonnent en châtain clair.

Une chicorée brune et grasse, en pâte, qu'on vend sous forme de biscuit de mer dans le Nord, procurera aussi une teinture blonde. Il faut la préparer en forte décoction.

Des clous dans du thé (l'infusion doit durer quinze jours) donne une teinture assez foncée.

Les Romaines, dont la chevelure commençait à se parsemer de fils d'argent, les teignaient au brou de noix. Les Persans se teignent les cheveux au moyen du henné employé journellement. Les feuilles du henné sont réduites en poudre, on en forme une sorte de pâte avec de l'eau. On applique sur les cheveux, qu'on lessive deux heures plus tard ; la chevelure est devenue d'un brun rougeâtre — acajou vieux. Si on recommence l'opération le lendemain, en mêlant de l'indigo au henné, on obtient un noir superbe à reflets aile de corbeau.

Mais je le répète, ces teintures anodines elles-mêmes sont défavorables à la chevelure. Elles la raidissent, la hérissent, la sèchent.

Les autres teintures à base de plomb, d'argent, sont extrêmement dangereuses. Non seulement, elles déterminent la calvitie (très fréquente de nos jours, hélas! parmi la plus belle moitié du genre humain), mais elles apportent des troubles dans le cerveau et dans la vue.

Ira-t-on, après cela, s'exposer à perdre la plus belle parure féminine et à mettre en péril son intelligence et le plus précieux de nos sens ?

Les femmes turques ont une teinture moins dangereuse que les nôtres. C'est le noir d'encens et le mastic délayés dans une huile odorante.

Les Grecques ont recours à un autre procédé que j'indiquerai parce que je crains bien de ne pas convertir tout le monde à mes idées, et qu'il est moins dangereux que celui de nos parfumeurs.

Prenez sulfate de fer 10 grammes et noix de Galle, 50. Faites bouillir la noix de Galle dans 300 grammes d'eau, passez à travers un linge. Additionnez l'eau du sulfate de fer et faites-lui subir une nouvelle ébullition, jusqu'à réduction, de deux tiers environ.

Aromatisez de quelques gouttes de fine essence,

conservez en bouteille bien bouchée. Opérez au moyen d'un pinceau. Il faut répéter l'opératiou plusieurs fois.

Moyens pour polir et raffermir la peau.

Toutes les substances vantées pour le polissage et le raffermissement de la peau seront vainement employées, croyez-moi, et, peut-être, achèveront de lui donner un aspect terne et de la rendre flasque.

Les ablutions à l'eau froide et les frictions sont *les seuls moyens qui existent* pour affermir les chairs et obtenir le poli du marbre à la peau. Le coup de fouet que reçoit le sang sous l'eau froide procure aux chairs une vitali é qui se traduit en fermeté et dont l'épiderme bénéficie naturellement. Les frictions font disparaître de la peau les petites rugosités qui peuvent la déparer. Sous le frottement du gant de crin, par exemple, le duvet qui peut parfois affecter les bras disparaît rapidement, est maintenu au moins sous la surface sans pouvoir s'élancer au dehors.

Une peau rugueuse et sèche pourra peut-être être frictionnée avec avantage à l'aide de fine huile d'olives, parfumée à l'essence de thym.

Une peau flasque se trouve bien parfois de frictions réparatrices à l'essence de pimprenelle mélangée d'essence de rose.

En allaitant et après avoir allaité.

Ne croyez pas ceux qui vous diront que votre gorge perdra de sa beauté et de sa fermeté, si vous remplissez les devoirs sacrés de la maternité, si vous nourrissez l'être adoré que vous avez enfanté.

Pendant l'allaitement, *pour lui* comme pour vous, il vous faut une nourriture saine, suffisamment abondante, bien choisie. Après, vous continuerez ce régime pendant un certain temps et, sous l'influence de ces soins, votre gorge reprendra vite la rondeur et la rigidité qui sont les conditions de sa beauté.

Toute nourrice que vous êtes, vous pouvez porter un corset, mais un corset approprié, qui empêchera les fibres de vos seins alourdis de se distendre.

Mais laissez votre sein verser la vie à celui auquel *vous la devez*. Et soyez certaine que, pour vous être soumise avec joie à la loi de la nature, vous n'en resterez que plus belle et plus jeune. Le lait qui gonfle vos mamelles doit s'écouler dans la bouche de l'enfant. Si, confiant la chair de votre chair à une étrangère, vous obligez le liquide inutile à se résorber, vous aurez à craindre toutes sortes de maux et d'inconvénients. Vos seins durcis d'abord, jusqu'à en souffrir, se flétriront bientôt, comme c'est justice, puisqu'ils se seront refusés à remplir la douce tâche à laquelle ils étaient destinés.

EAUX DE TOILETTE, PARFUMS
POMMADES

Eaux de toilette.

Je ne conseille pas les eaux ni les vinaigres de toilette pour le visage ni les mains. Mais ils peuvent être utiles pour les autres parties du corps, ayant la propriété de tonifier les chairs.

Eau de Cologne (quatre recettes pour les goûts différents).

1° Alcool à 30°	1 litre.	
Essence de citron . . .	6 grammes	
— de bergamote. .	6 —	
— de cédrat . . .	3 —	
— de lavande . .	1 —	50 cent.
— de néroli . . .	0 —	50 cent.
— de roses . . .	2 gouttes.	

On agite bien le mélange, on filtre, on met en flacons.

2°   Essence de citron . . . . 10 grammes.
— de cédrat . . . . 10 —
— de bergamote . 10 —
— de lavande fine . 10 —
— de girofle . . . 10 —
— de romarin . . 4 —
— de thym . . . 2 —
Alcool rectifié . . . . . 2 litres.

Mêlez les essences à l'alcool et filtrez au papier.

3°   Essence de cédrat . . . . 6 grammes.
— de bergamote . . . 6 —
— de néroli . . . . 1 —
— de lavande . . . . 1 — 50 cent.
— de romarin . . . 1 — 50 —
— de girofle . . . . 0 — 08 —
— de cannelle de Chine. 0 — 08 —
Teinture d'ambre musqué . 1 — 20 —
— de benjoin . . . . 6 —
Alcool à 90° . . . . . . 1 litre.

Bien faire dissoudre les essences dans l'alcool, filtrer.

4° (Recette de l'autre siècle, tout à fait exquise) :

Essence de bergamote . .	10 grammes.
— d'orange	10 —
— de citron. . . .	5 —
— de cédrat. . . .	3 —
— de romarin . . .	1 —
Teinture d'ambre . . .	5 —
— de benjoin . . .	5 —
Alcool à 90°	1 litre.

L'alcool employé doit toujours être très pur. Le filtrage est indispensable. Lorsqu'on peut laisser vieillir l'eau de Cologne, elle s'améliore beaucoup. La maison Jean Farina la garde en barils (petits ou gros) faits en bois de cèdre du Liban. Le cèdre conserve admirablement les parfums et ne leur communique pas son odeur.

L'eau de lavande peut se préparer aussi à la maison. Il faut :

Huile essentielle . .	15 grammes
Musc	0 — 2 cent. 1/2.
Esprit-de-vin . . .	1/2 litre.

On introduit les trois substances dans une bouteille de la contenance d'un litre, et on secoue la mixture longtemps et très fort. On laisse en l'état pendant quelques jours, puis on agite de nouveau et on verse dans de petits flacons qu'il faut boucher hermétiquement.

Ou :

> Essence de lavande surfine   30 grammes.
> Bonne eau-de-vie .   .   .   1 litre.

Une cuillerée à café par verre d'eau pour la toilette.

La formule est la même pour l'eau de romarin, à la différence que les 30 grammes d'huile essentielle de lavande sont remplacés par 30 grammes d'huile essentielle de romarin.

Je ne veux pas parler du romarin sans révéler ses vertus — selon la croyance de quelques personnes. On assure que la femme qui en fait un usage constant, comme parfum et eau de toilette, conserve une jeunesse éternelle. Je ne vous garantis pas l'assertion. Ce qui est certain, c'est que le romarin appartient à la famille des labiées et que ces plantes sont réputées toniques et reconstituantes.

L'œillet, lui, a des propriétés antiseptiques qui le recommandent encore plus pour les soins du corps. Avec ses fleurs on peut préparer une eau de toilette exquise, d'un parfum délicieux :

> Pétales d'œillet . . . 200 grammes.
> Alcool à 90° . . . . 1 —

Les pétales infuseront dans l'alcool pendant dix jours. Après ce temps, on filtre au papier et on ajoute 100 grammes de teinture de benjoin.

Esprit de menthe :

> Essence de menthe suráne, dite
> essence de menthe anglaise . 10 grammes
> Alcool rectifié à 90° . . . . . 90 —
> 8 à 10 gouttes par verre d'eau.

N.-B. — Dans vos préparations n'employez jamais d'eau-de-vie de grains, ni d'esprit de bois.

Vinaigres de toilette.

N'achetez jamais votre vinaigre de toilette, faites-le vous-même. Sous le nom de vinaigre, le commerce vous vend de l'acide acétique, dangereuse substance pour la peau, qu'elle sèche, corrode, dispose aux rides. Prenez :

> Eau de Cologne . . . . . . 100 grammes.

Teinture de benjoin . . . .   20 grammes.
Bon vinaigre d'Orléans *naturel*   1 litre.

Versez dans une grande bouteille ou une cruche l'eau de Cologne et la teinture, puis le vinaigre. Laissez en contact pendant quinze jours, agitant la bouteille *chaque* matin. Filtrez ensuite au papier. On trouve des filtres tout préparés chez les pharmaciens.

Bien que les vinaigres dont nous donnons la recette n'offrent pas les inconvénients de ceux qu'on trouve chez les parfumeurs, il ne faut pas en abuser. Quelques gouttes dans une quantité d'eau assez abondante suffisent pour rafraîchir la peau.

Défiez-vous des vinaigres blancs pour toutes vos préparations.

Et maintenant, continuons. Voici la formule d'un vinaigre médicinal, contre les rougeurs de la peau, les boutons qui peuvent apparaître sur le corps :

Eau de mélisse . . . . . .   27 grammes.
Alcoolat de menthe   25   —
    —   de sauge   25   —
    —   de romarin   25   —
    —   de lavande   25   —
Vinaigre d'Orléans . . . .   2 litres.

Le vinaigre de lavande est très facile à préparer :

Eau de roses	25 grammes.
Alcoolat de lavande	50 —
Vinaigre d'Orléans	75 —

Vinaigre aromatique, peu coûteux si l'on peut
récolter les plantes soi-même :

Sommités sèches d'absinthe .	40 grammes.
Romarin.	40 —
Sauge	40 —
Menthe	40 —
Rue des jardins	40 —
Ecorce de cannelle.	5 —
Clous de girofle.	5 —
Noix muscade.	5 —

Faites infuser pendant quinze jours dans un
demi-litre d'alcool, puis ajoutez deux litres de
vinaigre de vin. Filtrez au papier.

Dans la saison des fleurs, vous pouvez préparer
des vinaigres exquis qui ne coûtent rien que le
vinaigre :

Bon vinaigre d'Orléans . . .	1 litre.
Roses de Provins	50 grammes.

Roses cent feuilles . . . . . 50 grammes.
Fleurs de jasmin . . . . . . 20 —
  — de reine des prés . . . 25 —
  — de mélilot . . . . . . 25 —
Feuilles de verveine à odeur de
  citron . . . . 20 —

Si au lieu d'employer des fleurs fraîches, on se servait de fleurs séchées, il faudrait un litre et demi de vinaigre. On laisse infuser pendant un mois, puis on filtre.

Vinaigre rosat :

Pétales séchés de roses rouges   100 grammes.
Vinaigre d'Orléans . . . . .   1 litre.

Huit jours d'infusion suffisent, mais il faut agiter de temps en temps le flacon à large col où l'on a introduit les pétales et le vinaigre. On passe ensuite en pressant. On laisse reposer un peu (deux jours environ), puis on filtre.

Tout vinaigre de fleurs se fabrique à l'aide de cent grammes de pétales ou de fleurs entières séchées et d'un litre de vinaigre. Le vinaigre de réséda est, entre tous, d'une senteur délicieuse.

Lait virginal.

Lait virginal :

Poudre de benjoin . . . . 50 grammes.
Alcool à 90° . . . . 1/2 litre.
Bon vinaigre d'Orléans . . 1/2 —

Mettez le tout dans une bouteille, vous remuerez chaque matin. Après quinze jours de macérations, filtrez au papier.

N.-B. — Il est nécessaire de bien délayer la poudre de benjoin avec une petite quantité du mélange d'alcool et de vinaigre, de manière à en former une bouillie claire, puis on ajoute le reste du liquide, en remuant toujours, et l'on verse dans la bouteille.

Les parfums.

LEUR ANCIENNETÉ DANS L'HISTOIRE DE L'HUMANITÉ

Les parfums ont été en grand honneur chez les peuples de l'antiquité. Au pays des Pharaons, on en faisait un véritable abus. Les corps et les habits, les tombeaux, les maisons étaient imprégnés de senteurs plus ou moins suaves; aux jours de fêtes, on faisait couler une eau odorante dans les ruisseaux.

La Sulamite elle-même ne plongeait-elle pas ses doigts dans la myrrhe précieuse, avant de courir à la rencontre de l'époux? Toute la Bible est embaumée de nard et de dictame. Et l'Orient tout entier a conservé cet amour des parfums.

Les Grecques avaient un parfum pour chaque partie du corps : la marjolaine pour les cheveux, la pomme pour les mains, le serpolet pour le cou et les genoux, etc.; elles estimaient beaucoup l'eau aux feuilles de vigne. —Ce mélange d'odeurs ne devait pas être agréable.

Les anciens ont inventé le pulvérisateur avant nous. Les élégants mondains d'Athènes n'avaient-ils pas eu l'idée de lâcher, au-dessus des tables de festin, des colombes qu'on avait baignées dans des essences diverses et qui, en planant, faisaient pleuvoir, de leurs ailes sur les convives, des parfums délicieux.

A Rome, les esclaves mettaient dans leur bouche des eaux odorantes, et les soufflaient en pluie dans les cheveux de leur maîtresse.

Dans les temps modernes, c'était un soufflet qui lançait les parfums.

Les Romains, les Romaines surtout, poussèrent si loin la coutume de se parfumer et de vivre au milieu des senteurs les plus fortes que Plaute s'est écrié :

— Par Pollux! la seule femme qui sente bon, c'est, certes, celle qui ne sent rien.

L'ambre et la verveine furent les parfums favoris de la fin du moyen âge. Au XIIIe siècle, les femmes enfermaient, avec leurs robes, des pommes de court-pendu, qui imprégnaient les armoires d'une odeur très fine.

Les mignons de Henri III raffolaient du néroli et de la frangipane. La belle Gabrielle, qui reprochait au Béarnais d'aimer l'ail, avait choisi l'iris et la fleur de l'oranger. Anne d'Autriche faisait parfumer à la vanille ses pâtes et ses crèmes cosmétiques. La Pompadour fleurait la rose et le jasmin.

Choix des parfums.

Au point de vue hygiénique, on peut favoriser les parfums, pour leurs propriétés stimulantes et rafraîchissantes, mais il ne faut jamais en abuser,

17.

la santé et le bon goût réclameraient. Ils ne sont pas sans influence sur le tempérament et la beauté, principalement, dit-on, ceux que donnent la lavande, le citron, les roses, les violettes, le benjoin.

Ils ont, prétend-on, un certain effet sur le moral également. Le musc prédisposerait à la sensibilité; le géranium à la tendresse; le benjoin à la rêverie; la violette foncée à la piété, la blanche aiderait à digérer (!). On assure qu'une femme qui aime l'odeur de la verveine citronnelle devrait cultiver les arts, car elle révèle sa nature d'artiste par ce choix dans les parfums.

Sans se parfumer à outrance, ce qui est une faute, il est donc bon d'imprégner son linge et tous ses vêtements d'un parfum léger et délicat, — *unique* aussi — depuis la pointe des bottines jusqu'à la racine des cheveux; cela ajoute beaucoup à l'élégance.

Nous disons donc que chaque femme doit repousser le mélange des odeurs. Elle se choisira un parfum et y restera fidèle. Tout ce qui lui appartient, ses livres, son papier à lettres, son salon intime, les coussins de sa voiture (au xviiie siècle, on les bourrait déjà d'herbes odoriférantes, dites herbes de Montpellier), ses vêtements, les moin-

dres objets dont elle se sert exhaleront *le même*
et très doux parfum.

Reste à le choisir. Une grande dame écrivait :
« Satan sent le soufre et moi je sens l'iris, » c'est
une odeur exquise.

Quelques personnes, amoureuses du siècle dernier, choisissent la *peau d'Espagne*.

Le cuir de Russie est considéré comme un parfum, à tort, selon moi.

Il y a des femmes qui se contentent de la senteur que leurs armoires, en bois de roses des Cana-
ries, communiquent aux objets qui y sont enfermés.

D'autres ne se parfument qu'à l'aide des fleurs et
des herbes, selon la saison. Elles commencent par
les violettes, les roses, le réséda, etc., dont elles
emplissent tour à tour leurs tiroirs, leurs poches
(quand les robes sont au repos dans l'armoire),
des sachets de mousseline, etc., etc. Le parfum
communiqué par ces fleurs ou herbes fraîches,
qui se fanent et meurent dans les armoires est,
peut-être, assez fugitif, mais d'une suavité extrême. Les mêmes femmes préparent pour l'hiver
des fleurs de mélilot, de reine-des-prés, d'aspé-
rules séchées à l'ombre. Elles les introduisent tout
bonnement dans des poches de mousseline claire,

qu'elles distribuent partout. Et quand elles passent près de vous, elles font penser aux prairies en fleurs.

Nos aïeules préféraient les pots pourris d'odeurs. Elles apprêtaient elles-mêmes leurs sachets dont nous allons donner la composition pour celles qui aiment aussi le mélange des parfums :

1° Feuilles de roses séchées ou
       racine d'iris pulvérisée . 1 500 grammes.
       Pelure de bergamote en
          poudre . . . . 250 —
       Clous de girofle et cannelle 150 —
       Fleurs d'oranger et grappes
          d'acacia séchées . . . . 250 —
       Poudre d'amidon . . . . 1500 —

2° Poudre d'iris . . . . . . 500 —
       — de lavande . . . . 50 —
       — de benjoin . . . . 25 —
       — de santal citrin. . . 25 —
       — d'écorce d'oranges. . 25 —
       — de fèves tonka. . . 10 —
       — de girofle. . . . . 10 —
       — de cannelle. . . . 10 —

Mêlez bien exactement ; il n'est pas nécessaire

que les poudres soient d'une grande finesse. Si on ne les trouvait pas dans le commerce, on pourrait broyer soi-même les substances.

3° Iris de Florence pulvérisé. . 750 grammes.
    Bois de rose . . . . . . 165 —
    Calamus . . . . 250 —
    Santal citrin . . . . . . 125 —
    Benjoin. . . . . 155 —
    Clous de girofle . . . . . 15 —
    Cannelle . . . . 31 —

La parfumerie moderne, aidée par la chimie, a trouvé des parfums délicieux, parmi lesquels on peut faire d'excellents choix. Une femme distinguée repoussera toujours les parfums violents ou trop pénétrants. *Le sien* sera doux, léger, délicat; il charmera, n'importunera jamais.

Les sachets.

On prépare les sachets très facilement. Il n'y a qu'à saupoudrer plus ou moins abondamment des carrés de ouate avec la poudre parfumée choisie. On coud ces carrés entre deux morceaux de florence et on garnit de dentelles. Ou on introduit la poudre dans de petits sacs de percaline ou de soie mince, on noue gentiment ces petits sacs avec des rubans assortis.

Les sachets à gants, à dentelles, à mouchoirs, à bas de soie, se confectionnent aussi facilement que les petits sachets qu'on place dans les tiroirs, les armoires et les coffrets. Il n'y a qu'à tailler en grand, à ornementer avec tout l'art dont on est capable. Ces grands carrés de soie ouatée se plient en deux, tout bonnement, on les ferme avec des rubans.

Beaucoup de femmes élégantes font garnir le fond de leurs tiroirs et les tablettes de leurs armoires d'un matelas mince, en satin, de nuance tendre, bourré de ouate odorante et capitonné de roses de ruban. C'est, en réalité, un immense sachet.

Toute la bonneterie de soie, de fil ou de coton et le linge reposent ainsi sur des lits de satin parfumé. Les dentelles, les mouchoirs, les gants sont enfermés dans des sachets aux tendres senteurs. Les cartons à chapeaux sont imprégnés de douces fragances. Dans les armoires et les cabinets à robes, les costumes, les jupes, les manteaux sont pendus au milieu de sacs qui répandent une odeur délicieuse. Dans les ourlets des robes, dans les plis des manches (au coude), dans les corsets, partout le parfum favori, *unique*, est introduit. La femme en est tout enveloppée.

Quand elle approche, on la devine avant de l'avoir vue. Avant d'avoir reconnu son écriture, à la senteur qu'exhale son papier, on sait de qui est la lettre. Prête-t-elle un livre, le parfum dont il est imprégné rappelle qu'il faut le lui rendre... ou vous poursuit comme un remords.

Cold-cream.

Cold-cream :

Huile d'amandes douces . . 50 grammes.
Cire blanche . . . . . . 10 —
Blanc de baleine . . . . 10 —

Composez un mélange parfait de vos trois substances.

Ajoutez :

Eau de roses . . . . . . 20 grammes.
Teinture de benjoin . . . . 5 —
Teinture d'ambre . . . . 2 —

Il faut peut-être dire que la cire et le blanc doi-

vent fondre au bain-marie, pour être incorporés
avec l'huile.

Pommade de concombre.

Pommade de concombre :

Découpez en petits morceaux une livre de concombre pelé et dont vous avez extrait les pépins.
Ajoutez autant de chair de melon, dans les mêmes
conditions. Puis une livre de graisse de porc bien
préparée et le quart d'un litre de lait. Faites chauffer au bain-marie pendant dix heures, sans jamais
aller jusqu'à l'ébullition. Passez alors vos substances à travers un torchon que vous pressez bien
au-dessus d'un tamis. Laissez égoutter et figer. Lavez
ensuite votre pommade, jusqu'à ce que la dernière
eau soit sans couleur. Tordez bien dans un linge.
Conservez en petits pots.

Autre recette :

Axonge. . . . .   500 grammes.
Jus de concombre. . . 1 500   —

Mêlez 500 grammes de jus avec tout l'axonge.
Malaxez fortement avec ce jus l'axonge, qui a été

préalablement ramolli. Quand vous avez bien battu ensemble les deux substances pendant deux heures, laissez reposer jusqu'au lendemain. Le lendemain, faites écouler le jus, et remettez-en 500 grammes de nouveau dans votre saindoux. Même opération que la veille. Elle se renouvelle une troisième fois, pour épuiser ce qui reste de jus. Faites fondre alors la pommade au bain-marie sur un feu doux, pendant cinq ou six heures, pour faire évaporer l'eau que contient encore la graisse. Il faut tourner fréquemment pour obtenir ce résultat. On bat de nouveau la pommade pour l'avoir légère, onctueuse, et, enfin, on la coule en pots.

La glycérine.

Toutes les peaux, avons-nous dit, ne supportent pas avantageusement l'usage de la glycérine. On se rend facilement compte de ses résultats. L'épiderme rougit-il, il faut en cesser l'emploi.

Du reste, alors même que la glycérine serait favorable, on ne s'en servirait pas à l'état pur. Elle ne doit jamais être admise *seule* par la raison qu'ayant la propriété d'absorber l'eau, elle *boit* la moiteur nécessaire à la peau. C'est pour cela que celle-ci rougit et s'irrite, dans certains cas, surtout.

La glycérine sera donc diluée et même additionnée de fine eau de Cologne : glycérine, eau douce, eau de Cologne, parties égales.

Les savons.

Si on se savonne le visage de temps en temps, il faut au moins avoir soin de se le rincer à deux et trois eaux claires et tièdes ; n'employer que du savon blanc, très pur. Les fines senteurs données au savon sont souvent destinées à masquer l'odeur que lui communique une fabrication imparfaite. Les couleurs dont on teint le savon (les roses et les vertes, surtout), sont dangereuses pour le teint et la santé.

Le savon, qu'on ne l'oublie pas, a une tendance à dessécher la peau, à en boucher les pores.

Si on pouvait préparer son savon soi-même, il serait bien moins nuisible à la peau. Ce n'est pas difficile de l'améliorer, du moins. On découpe une livre de savon blanc dans un pot de terre, on ajoute un peu d'eau et on met devant le feu. Quand le savon devient mou, on le mélange avec de la farine d'avoine, jusqu'à consistance de pâte épaisse. On le fait se liquéfier de nouveau et l'on met en moules ou, avant qu'il soit tout à fait froid, on en forme des boules ou des carrés.

On peut utiliser de cette façon tous les petits morceaux de savon qui restent inemployés, par la raison qu'un débris de savon trop réduit se dissout en mousse difficilement pour les lavages et débarbouillages. Ils serviront encore à nettoyer les mains, à la cuisine, si on procède comme précédemment. On fait dissoudre une demi-tasse de débris de savon dans une tasse d'eau et on suit la recette ci-dessus.

Il est bon de graisser les moules où l'on coule le savon.

La poudre de riz.

La poudre de riz du commerce est souvent dangereuse pour la peau. Si on pouvait la préparer soi-même, elle serait non seulement sans inconvénient, mais encore d'un usage excellent, en plus d'un cas où, nous l'avons indiqué, il est utile de se poudrer le visage.

La préparation est d'ailleurs facile.

On emplit de six litres d'eau et d'un kilogramme de riz un pot de terre tout neuf. On laisse tremper pendant vingt-quatre heures, puis on décante. Pendant trois jours de suite, on remet six litres d'eau nouvelle sur le même kilogramme de riz. Après les trois immersions, — de vingt-quatre heures chacune, — on fait égoutter le riz sur un tamis de crin neuf et qui ne servira plus qu'à cet usage. Puis on l'expose à l'air, à l'abri des ordures, sur une serviette blanchie à la lessive. Dès qu'il est sec, on le pile très finement dans un mortier de marbre, bien propre et couvert. Enfin, on le tamise à travers un linge fin et blanc, au-dessus du pot destiné à le contenir. On attache le linge autour des bords au moyen d'un ruban et on fait un creux au milieu de la serviette, pour ne pas perdre de poudre. Le pot qui a reçu la poudre doit être pourvu d'un couvercle fermant bien.

Il vaut mieux ne pas parfumer cette poudre.

Les jours où l'on viendrait à manquer de poudre fabriquée à la maison, il faudrait la remplacer par de la farine de gruau, dont on prendrait, sur la houppe, une très petite quantité.

Si l'on continuait à acheter de la poudre de riz, on aurait soin de ne pas choisir celle que l'on parfume à la racine d'iris, dans le cas où la peau serait affectée ou même seulement irritable.

On ne doit jamais laisser traîner ses houppes. Elles seront enfermées chacune, séparément, dans des boîtes de faïence ou de porcelaine très propres.

Moyen de parfumer les savons.

On peut parfumer les savons dont nous avons donné la formule au moyen d'essences fines.

Au moment où l'on retire la préparation du feu, avant de mettre en moules, on verse l'essence dans le mélange en remuant bien.

Un savon tout à fait délicieux serait celui qu'on parfumerait au jus de framboises.

Pour le savon au jasmin, on fait liquéfier, en même temps que le savon de la pommade au parfum de cette fleur délicieuse.

L'essence de roses est très bonne pour cet usage.

En Angleterre, la vogue est au savon parfumé au jus de poire. Le fruit aurait des effets excellents sur la peau.

QUATRIÈME PARTIE

BIJOUX, CHIFFONS ET DENTELLES

PETITS CONSEILS

Soins à donner aux bijoux.

Perles. — On empêche les perles de mourir,
c'est-à-dire de s'éteindre, en les enfermant avec un
morceau de racine de frêne. Si les savants se
moquent de la recette, laissez-les dire et croyez-en
une expérience transmise de génération en génération, dans d'anciennes familles. Grâce à cette
précaution, les perles ne se terniront même pas.
N'est-ce pas important à savoir, si l'on possède des
perles d'un beau profil, d'un bel orient, qui peuvent
mourir au bout de cent ans.

Il est utile de se faire accompagner d'un véritable connaisseur quand on achète des perles de
couleur, car elles se teignent aisément. Mais la
perle rosée et l'adorable orient de la perle rose

véritable frappent, par leur beauté, l'observateur le plus superficiel.

La perle rose montée avec des perles blanches et des brillants forme le bijou le plus exquis qu'on puisse rêver.

La perle rose de Banhamas a la teinte du corail rose à première vue, mais sa couleur est plus tendre. Elle a de l'éclat, sa peau veloutée a de charmants effets irisés.

La valeur de la perle dépend de sa forme, de sa peau, de sa grosseur, de sa nuance. Ronde, on l'appelle *bouton*; irrégulière, c'est une *baroque*.

Celles qui possèdent un collier de perles, — grosses comme merises, — à un seul rang, seront peut-être bien aises de savoir qu'au xvii° siècle, on dénommait ce « fil de perles » *l'esclavage de perles*, et que le nœud de brillants qu'on y suspendait, quelquefois, était appelé *boute-en-train*.

On dit des perles qu'elles présagent les larmes. Mais les femmes du peuple, qui n'en possèdent pas une seule, pleurent autant que les duchesses dont les écrins débordent du plus doux, du plus beau des joyaux féminins, de celui qui pare avec le plus de grâce.

DIAMANTS. — On brosse les diamants dans une

mousse de savon. Frottez ensuite avec de l'eau de Cologne. Opérez très soigneusement. — Les diamants secoués dans un petit sac empli de son acquièrent un éclat incomparable.

Pour reconnaître si le diamant est véritable, percez une carte avec une aiguille pour former un trou. Regardez ensuite la carte à travers la pierre dont vous doutez. Si cette pierre est fausse, vous apercevrez deux trous sur la carte. Si vous avez affaire à un vrai diamant, le trou unique sera seul visible. Ou bien encore : placez votre doigt derrière la gemme et regardez-le à travers la pierre au moyen d'une loupe. Le grain de la peau sera parfaitement visible si le diamant est faux ; on ne le distinguera pas à travers le diamant véritable.

A travers un vrai diamant, on n'aperçoit pas du tout la monture ; on la voit parfaitement à travers la pierre fausse.

PIERRERIES. — Les pierres taillées ne doivent jamais être essuyées après avoir été lavées. On emploie pour les nettoyer une brosse douce trempée dans une mousse de savon blanc. On les rince ensuite et on les dépose sur leur face dans de la sciure de bois, jusqu'à séchage complet. La sciure de buis est à préférer.

Bijoux d'or. — Les bijoux d'or se lavent à l'eau de savon et se rincent à l'eau pure. On les enfonce ensuite dans de la sciure de bois où on les laisse longtemps. Quand ils sont bien secs, on les frotte à la peau de chamois.

Opales. — La superstition russe a fait de cette gemme chatoyante une pierre funeste. Mais les alchimistes du moyen âge ne sont pas d'accord avec les sujets du tzar, au sujet de cette charmante pierre. Ils prétendaient que l'opale récrée le cœur, préserve de tout venin, de toute contagion en germe dans l'atmosphère. Celui qui la porte, ajoutaient-ils, ne tombe jamais en **syncope** et n'a pas non plus à **redouter** les maladies de cœur. Enfin, les Orientaux la disent impressionnable. Elle change de nuances selon les émotions de la personne qu'elle pare : rougissant de plaisir en présence de l'ami de son possesseur; pâlissant devant son ennemi.

« Les anciens, dit Buffon, estimaient énormément l'opale », pour sa beauté, je crois. On a dit des choses délicieuses sur ses teintes changeantes. « Ses lueurs sont plus douces que celles de l'aurore. » « On dirait qu'un rayon rose captif tremble sous sa pâleur; » on l'a appelée « larme de la lune ».

Enfin, on l'a dédiée au mois d'octobre, et ceux qui sont nés en ce mois doivent la porter de préférence à toute autre.

Il me resterait beaucoup de choses à en dire, mais j'oublie que je voulais simplement donner le moyen de lui rendre son poli, quand elle a été rayée, égratignée, pour avoir été beaucoup portée. Frottez-la avec de l'oxyde d'étain ou du mastic de vitrier étendu sur une peau de chamois et humecté. Finissez avec de la craie (écrasée, passée), dont vous couvrez une autre peau de chamois et que vous mouillez également. Lavez ensuite l'opale avec de l'eau et une brosse douce. Si vous y mettez tous vos soins, vous pouvez faire cette opération sans sortir la pierre de son sertissage.

Bijoux d'argent. — Ceux de filigrane se nettoient de plusieurs façons, quand ils ont été noircis ou ont perdu leur brillant. On les lave en premier lieu dans une eau de potasse pas trop forte. On rince. On immerge ensuite les objets dans la solution suivante : sel, une partie; alun, une partie; salpêtre, deux parties: eau, quatre parties. On ne prolonge pas ce bain au delà de cinq minutes, on rince à l'eau froide, on essuie avec une peau de chamois.

Ou, on les lave dans l'eau chaude avec une brosse enduite d'ammoniaque et de savon vert. On les passe ensuite dans l'eau bouillante, puis on les fait sécher dans de la sciure de bois. Dans leur écrin, il faut toujours les envelopper de papier de soie.

L'argent oxydé se trempe dans une solution d'acide sulfurique — une partie, et d'eau — quarante parties.

On peut encore frotter les bijoux d'argent avec une tranche de citron, les rincer à l'eau froide; les laver ensuite dans une mousse de savon, rincer de nouveau, mais à l'eau chaude; les sécher avec un linge doux et les frotter à la peau de chamois.

Le nickel et l'argent sont gardés brillants par des frottements opérés au moyen d'un morceau de laine saturé d'esprit d'ammoniaque.

Les bijoux d'ambre ternis seront frottés avec de la craie pulvérisée, mouillée d'eau; puis avec un peu d'huile d'olives sur de la flanelle; enfin à sec, avec un autre chiffon de laine douce, jusqu'à ce que le poli soit revenu.

Ceux d'ivoire se blanchissent avec une solution de peroxyde d'hydrogène. — Les immerger, au soleil, dans de l'esprit de térébenthine, produit aussi d'excellents effets. — Enfin, plus simplement, l'ivoire se nettoie avec du bi-carbonate de soude. Frottez le bijou avec une brosse qui a été trempée dans l'eau chaude, puis plongée dans la poudre indiquée.

Soins à prendre des fourrures, des plumes, des lainages.

Beaucoup de choses et de substances sont préconisées comme insecticides.

Pline raconte que les Romains employaient le citron pour préserver leurs vêtements de laine des teignes, dont la chenille est appelée ver.

Aujourd'hui, contre le même insecte destructeur des fourrures, des plumes, des lainages, les uns choisissent les marrons d'Inde, d'autres les clous de girofle, ceux-ci les feuilles de noyer, ceux-là le sel de cuisine. Ils vantent l'efficacité de ces remèdes, transmis par tradition dans leur famille.

En général, les copeaux de cèdre, le poivre, le camphre (en gros morceaux, pilé il s'évapore trop vite) sont reconnus, à l'unanimité, comme les meilleurs préservatifs.

Quelle que soit la substance préférée, il faut, avant toute chose, secouer, battre, brosser soigneusement les pelages (à rebrousse-poil) et les choses

que l'on veut enfermer, lorsque la saison de les
porter est finie. On les saupoudre ensuite de poivre,
on dissémine, par-ci par-là, les morceaux de camphre ou toute autre chose ; on les emballe dans du
linge blanchi à la lessive, on épingle bien le paquet
et on le dépose dans une caisse bien essuyée, et
où l'on jette encore un peu de la substance insecti-
cide choisie.

Pour les plumes, les boîtes à cigares seraient le
meilleur domicile qu'on pût leur trouver pendant
leur saison de disponibilité.

Et si l'on avait des coffres en cèdre du Liban ou
des cabinets lambrissés à l'aide de ce bois, il suffirait d'y enfermer ou suspendre les objets, après
les avoir brossés et secoués.

J'ai encore vu employer d'autres moyens contre
les teignes. On préparait une liqueur, en mélangeant le quart d'un litre d'alcool avec la même
quantité d'essence de térébenthine et 65 grammes
de camphre. On gardait dans une bouteille de grès
et on agitait bien la mixture avant de s'en servir.
Quand on rangeait les vêtements d'hiver, on faisait
tremper dans la liqueur de petits morceaux de papier brouillard et on les disséminait dans les caisses
où l'on enfermait fourrures et lainages roulés dans
des linges blancs. Une couche de morceaux de pa-

pier au fond, une par-dessus les objets et quelques-uns encore sur les côtés.

Une autre idée. On s'était procuré un tonneau ayant contenu de l'eau-de-vie et on l'avait *rêtu* extérieurement d'andrinople plissée, avec des agréments de guipure bise comme ornementation. Les fourrures, les beaux lainages y avaient été introduits, enveloppés de linges blancs, puis le couvercle du tonneau remis en place et garni d'andrinople et de guipure, on l'avait glissé dans un coin du cabinet de toilette, où il faisait vraiment bonne figure, servant de support à une énorme plante verte. En outre, c'était un refuge très sûr, où nul envahisseur n'osait pénétrer.

Si l'on n'avait ni caisse ni tonneau, après avoir procédé comme nous l'avons dit, c'est-à-dire après avoir secoué, brossé, on envelopperait les objets séparément dans du papier-toile saupoudré de poivre ou avec addition de morceaux de camphre. Chaque paquet serait roulé dans un journal, puis le tout serait cousu dans un sac de toile blanche serrée, qu'on suspendrait dans un placard ou un cabinet sombre.

On nettoie les fourrures sombres en les frottant à rebrousse-poil avec du son chauffé. Pour les blanches, on emploie la magnésie.

Nettoyage des dentelles.

Beaucoup de grandes dames soigneuses font laver, sous leurs yeux, *les points* les plus précieux, toutes les fois qu'il faut en venir là, car les belles dentelles se blanchissent le moins souvent possible. Le nettoyage est du reste facile. On fait une mousse chaude, avec de l'eau de pluie et du savon à la glycérine. Les dentelles, qui ont été roulées sur un flacon de cristal, sous une bande de toile fine, y sont plongées et y restent douze heures. On renouvelle la mousse trois fois et on procède toujours de même. On rince ensuite, mais pas entièrement, c'est-à-dire qu'on plonge de nouveau le flacon habillé de dentelle dans une eau douce et claire, mais qu'on l'en retire presque immédiatement. Le savon qui reste sert à donner un peu de *tenue* au point, sous la pression du fer chaud. On épingle chaque picot pour repasser la dentelle sous une mousseline ; elle est posée de façon que le fer passe sur l'envers. Quand tout est fini, on relève chaque fleur écrasée avec un bâtonnet d'ivoire. Des duchesses font ainsi blanchir, en leur présence, leurs merveilleuses dentelles héréditaires : l'Argentan, l'Alençon, l'Angleterre, etc., etc.

On blanchit aussi les dentelles en les exposant au soleil, dans un bol d'eau savonneuse. On essuie ensuite les *points* sur une serviette, où on les épingle. Alors, on les frotte très doucement, à l'aide d'une éponge fine trempée dans une mousse de savon à la glycérine. Quand un côté de la dentelle est propre, on nettoie l'autre de la même façon, puis on rince dans l'eau claire où l'on fait dissoudre un peu d'alun pour enlever le savon. (C'est une autre manière, vous voyez.) On passe un peu d'eau de riz sur l'envers des dentelles, avec l'éponge; puis on repasse. Quand tout est terminé, on relève les fleurs comme précédemment.

Si la dentelle n'est pas extrêmement souillée, on la nettoie bien avec des boules de mie de pain.

Quant aux blondes, elles doivent bouillir pendant une heure dans une eau de savon bleuie. On les retire et on recommence encore l'opération deux fois, toujours avec de nouvelle eau. A la troisième fois l'eau ne sera plus additionnée de bleu. On ne rince pas. La dentelle est ensuite mise à la gomme, celle-ci étant additionnée d'eau-de-vie et d'alun dissout. Enfin on la soufre légèrement et on la repasse à moitié mouillée.

Les valenciennes se plient l'une sur l'autre sur une largeur déterminée, puis on les coud dans un sac de fine toile blanche et on leur fait subir une immersion de douze heures dans de l'huile d'olives. On prépare ensuite une eau où l'on a découpé un peu de savon blanc et l'on y fait bouillir pendant quinze minutes la dentelle en sac. On rince bien, on plonge dans une légère eau de riz, puis on découd le sac, on épingle la valenciennes pour la sécher. On la repasse sous une mousseline.

Les dentelles noires se plient aussi de manière à former un petit paquet un peu long, que l'on maintient en son état en passant un fil (coton à bâtir) dans le haut, un autre au milieu, si la hauteur de la dentelle l'exige, et un troisième dans le bas. On plonge la dentelle préparée dans de la bière et on la roule, on la passe dans ses mains, sans frotter beaucoup, pour la nettoyer. Quand on la sort de la bière, on la presse entre ses mains, *sans la tordre*, puis on la roule dans un linge. On la repasse après lui avoir laissé perdre plus ou moins d'humidité, selon le degré de raideur ou de souplesse qu'on veut lui donner. Pour la repasser, il faut l'étendre sur une laine épaisse; elle doit y reposer à l'endroit. Ce qui n'empêche pas de la couvrir d'une mousseline claire pour éviter le brillant que lui communiquerait le fer.

Lorsqu'on range les robes garnies de dentelles, il faut couvrir celles-ci de papier d'argent.

Pour nettoyer les dentelles et les galons d'argent, enfermez-les dans un sac de toile blanche; plongez ce sac dans un demi-litre d'eau additionnée de 60 grammes de savon. Faites bouillir. Lavez ensuite à l'eau froide. Sur les parties ternies, appliquez un peu d'esprit-de-vin.

Nettoyage et blanchissage d'étoffes de laine.

Le cachemire rose se nettoie dans une mousse de savon froide. N'essayez pas de mettre de la teinture dans l'eau, vous perdriez votre étoffe. Rincez bien à l'eau froide. Faites sécher à l'intérieur, dans un demi-jour.

Pour un costume de serge blanche, il faudrait employer une forte décoction de racines de saponaire. La robe sortirait de ce lavage très blanche, très moelleuse au toucher. Le savon durcit les étoffes et les jaunit toujours un peu.

Les vêtements tricotés ou confectionnés au crochet se lavent de la façon suivante : découpez finement une livre de savon et faites fondre dans un peu d'eau, jusqu'à consistance de gelée. Quand la préparation est refroidie, battez avec la main et ajoutez trois cuillerées de corne de cerf râpée. Lavez entièrement vos objets dans cette mixture, rincez bien à l'eau froide. Replongez les vêtements dans une eau salée pour fixer leur couleur... s'il y a lieu. Mettez en tas devant le feu, remuez fréquemment pour faire évaporer l'humidité; gardez-vous de faire sécher ces objets étendus.

Si vous aviez une robe de cachemire noir fanée, il faudrait la frotter, lé par lé, avec une éponge trempée dans une solution d'alcool et d'ammoniaque, parties égales, diluée avec un peu d'eau chaude.

Le mérinos et le cachemire se lavent dans une eau tiède où l'on a râpé de la pomme de terre. On rince ensuite dans de bonne eau de rivière. Il ne faut pas tordre ce tissu, de laine, on l'étend *uni* sur une corde où il égoutte, on le laisse sécher aux deux tiers, puis on le repasse.

On emploie aussi pour le nettoyage du cachemire noir de l'eau de Panama (c'est-à-dire où l'on a fait bouillir du bois de Panama), de l'eau de lierre (même préparation), ou du fiel de bœuf, qui convient très bien aussi pour le cachemire vert.

Voici encore une autre recette pour le noir. Décousez, enlevez soigneusement tous les fils qui adhèrent encore à l'étoffe. Couvrez les taches de savon sec. Jetez 180 grammes de farine de moutarde dans six litres d'eau bouillante et laissez encore bouillir deux minutes. Passez à travers un linge. Refroidissez ensuite votre eau, jusqu'à ce que vous puissiez y tenir la main. Mettez l'étoffe dans une terrine, répandez l'eau de moutarde par-dessus. Savonnez avec soin, particulièrement les taches. Rincez dans plusieurs eaux; la dernière doit être claire. Etendez sur une corde. L'étoffe de laine étant bien sèche, couvrez-la d'un linge mouillé pour la repasser.

Les flanelles de couleur se lavent dans une mousse de savon chaude. On se garde bien de les frotter avec du savon sec. On les secoue ensuite, assez fortement pour en faire tomber le plus d'eau possible, et on les étend de suite pour les faire sécher.

La flanelle bleue demande une eau de son, sans savon. En la rinçant, on jette une poignée de sel dans l'eau pour conserver la couleur.

Le jus de pomme de terre enlève les taches de boue sur les habits de laine.

Il est facile aussi de nettoyer à la maison les fichus de laine blanche, tricot russe ou tricot des Pyrénées, dont on fait si avantageusement usage pendant l'hiver, pour se couvrir la tête ou les épaules, lorsqu'on se promène dans le parc ou le jardin.

Préparez une mousse en faisant bouillir de bon savon de Marseille *blanc* dans de l'eau de pluie. Pendant que le savon fond dans l'eau, on bat continuellement celle-ci. Plongez dans la mousse obtenue le fichu qui a été, au préalable, trempé dans de l'eau claire, tiédie. Pressez dans vos mains sans frotter. Recommencez avec une nouvelle mousse. Rincez ensuite le fichu dans de l'eau douce et claire, tiède. Ce n'est pas fini. Faites dissoudre, dans les trois quarts et demi d'un litre d'eau pas trop chaude, deux cuillerées de gomme arabique pulvérisée. Amalgamez bien. Quand vous avez obtenu un liquide épais, vous y plongez le fichu, que vous pressez plusieurs fois entre vos mains. Il ne reste plus qu'à tordre, d'abord dans les mains, puis dans des serviettes très blanches. On fait sécher le fichu en l'attachant, tout le long de ses bords, à une nappe ou grande serviette, et en le recouvrant d'un autre linge.

Nettoyage des soies.

Les soies se nettoient très bien, si on sait opérer soigneusement. On mêle bien ensemble : 50 grammes de miel, autant de savon doux, 12 décilitres d'eau-de-vie. La robe, décousue, est plongée dans l'eau froide, puis étendue sur une table et bien frottée avec le secours d'une brosse trempée dans la mixture. On rince deux fois, puis une troisième, dans un seau d'eau où l'on a fait dissoudre 65 grammes de gomme. On égoutte sans tordre et on repasse à l'envers.

Autre recette : râpez cinq pommes de terre dans de l'eau claire et froide. Si le costume est en soie légère, coupez les pommes de terre au lieu de les râper. Dans tous les cas, lavez-les bien avant de les préparer. Ne touchez pas à l'eau préparée pendant quarante-huit heures. Après ce temps, passez le liquide. Plongez-y plusieurs fois la soie sans la chiffonner; étendez-la sur une table, essuyez-la bien avec une serviette très propre à l'endroit et à l'envers. On repasse à l'envers.

Si la soie était tachée de graisse, on enlèverait ces taches au préalable, soit avec de la craie ou de la magnésie et de l'éther, soit avec un jaune d'œuf et de l'eau.

La soie blanche brochée se nettoie à la mie de pain. La soie blanche unie demande le procédé suivant (il n'est pas question du satin) : Faites dissoudre du savon mou dans de l'eau aussi chaude que la main peut le supporter. Frottez la soie entre vos mains, dans cette eau savonneuse ; arrêtez-vous un peu plus longtemps sur les taches. Rincez à l'eau tiède. Pour sécher cette soie, étendez-la en l'épinglant sur un linge.

Rien ne vaut le fiel de bœuf pour la soie noire (et pour d'autres étoffes encore). On jette la liqueur bilieuse contenue dans la vésicule que vous savez dans autant d'eau bouillante qu'il est nécessaire. A l'aide d'une éponge trempée dans ce liquide, on nettoie la soie, à l'endroit et à l'envers (le tissu est étendu sur une table). On rince à l'eau claire, toujours sur la table, toujours des deux côtés, toujours à l'éponge. On fait ensuite dissoudre un peu de gomme arabique ou de gélatine dans de l'eau, on humecte son éponge de ce nouveau liquide, pour la passer sur l'envers de la soie. On épingle celle-ci sur un linge pour la faire sécher.

Un moyen certain d'enlever les taches de graisse sur les soies noires et loutre, c'est de les frotter à l'aide de papier d'emballage de couleur marron, que tout le monde connaît. La friction doit être vigoureuse, elle réussit alors parfaitement.

Ne brossez jamais la soie. La brosse endommage cette étoffe. Essuyez-la avec l'endroit d'un morceau de velours.

Nettoyage du velours.

Si vous possédez une excellente femme de chambre, il vous sera possible de remettre à neuf les vêtements de velours qui peuvent être tachés, usés ou miroités. Il faut, bien entendu, découdre ces habits quelconques, pour opérer lé par lé, morceau par morceau.

On met des braises bien rouges dans un réchaud ; sur ce réchaud, on place une plaque de cuivre épaisse, de dimensions convenables. Quand elle est très chaude, on dispose dessus du linge plié en plusieurs doubles et mouillé à l'eau bouillante. Puis on étend, sur ce linge, son velours qui y repose du côté de l'envers. Ne vous effrayez pas de voir s'en élever une vapeur noire très épaisse. C'est le moment de passer, avec une extrême légèreté, une brosse douce sur le velours. Enlevez-le ensuite et faites-le sécher à plat sur une table. Sec, il aura recouvré toute sa beauté.

Si on ne s'en sert pas immédiatement, on le roule dans un papier de soie.

Quand le velours est écrasé, aplati, on le tend au-dessus de l'eau bouillante. C'est l'envers qui doit être exposé à la vapeur. Puis on le brosse à rebrousse-poil.

Avant de ranger les robes, les manteaux, les jaquettes en velours ou en peluche, il faut en enlever la poussière. Pour ce faire, on répand sur l'étoffe du sable sec et très fin. Puis on brosse jusqu'à ce que le dernier grain de sable ait disparu. Si l'on remarque des taches de boue sur ces vêtements, on délaie un fiel de bœuf dans de l'eau presque bouillante et on y ajoute un peu d'esprit-de-vin; on trempe une brosse douce dans le mélange et on brosse la tache. L'opération est répétée au besoin. Pour finir, on applique à l'envers du velours et au moyen d'une éponge une faible solution de gomme.

Les taches.

Une tache déshonore un vêtement. Quand on en découvre une sur sa robe ou tout autre habit, il faut l'enlever au plus vite.

Les taches d'encre sur la laine et le drap demandent l'emploi de l'acide oxalique; mais, afin que l'acide n'endommage pas la couleur, on applique par-dessus cet acide de fort vinaigre. Sur

les tissus blancs, le citron, le lait, le jus de tomate
mûre, etc., ont tout pouvoir contre les taches
d'encre.

Quand la couleur d'une étoffe a été accidentelle-
ment détruite par un acide, on frotte les parties
atteintes avec de l'ammoniaque et la couleur repa-
raît.

Les taches de bougie se lavent avec de l'eau de
Cologne.

Une tache de vernis, de peinture, sera d'abord
recouverte de beurre ou d'huile d'olives, puis on
fera des applications d'essence de térébenthine. Si
la tache est ancienne, on remplacera la térébenthine par du chloroforme, qui doit être employé
avec précaution.

Le vin de Xérès fait disparaître les taches pro-
duites par le vin de Bordeaux. Il faut les en frotter
doucement.

Les taches de sang seront saturées d'huile de
pétrole, puis lavées à l'eau chaude.

Quand on enlève une tache de fruit (ou toute
autre), il faut frotter *dans le sens* du tissu et non en
cercle, ni en long, ni en large, ni au hasard.

Les taches de graisse sont les plus désagréables
de toutes, d'autant qu'elles s'élargissent toujours
plus et offrent un aspect plus repoussant que les

autres. Il y a bien des moyens, heureusement, de s'en débarrasser.

Avant d'enlever les taches sur les étoffes de laine, posez dessus un papier absorbant, repassez au fer chaud, puis employez eau de savon et ammoniaque. — Le chloroforme est employé avec succès et aussi un mélange d'alcool et d'ammoniaque.

On humecte encore ces taches d'eau ammoniacale, on pose dessus un papier blanc et on repasse au fer chaud.

On en frotte la tache avec de la craie (à l'envers du tissu) et on laisse en l'état pendant un jour. — On dédouble une carte de visite, on pose le côté rugueux sur la tache et on repasse au fer chaud, mais légèrement.

Beaucoup de personnes préparent des boules à dégraisser, afin d'avoir toujours le remède sous la main. Faites une pâte dure au moyen de terre à foulon et de vinaigre, donnez la forme de boules, faites sécher. Pour vous en servir, râpez la boule sur la tache que vous avez humectée. Laissez sécher et ensuite enlevez à l'eau tiède.

Voici encore trois formules pour préparer des eaux et mixtures à détacher :

1° Essence de térébenthine très pure, 26 grammes;

alcool à 40°, 31 grammes; éther sulfurique, 31 grammes. On bouche bien le flacon où l'on a versé les substances et on l'agite pour mêler. Pour employer la mixture, on dispose le tissu sur lequel il faut opérer sur un linge plié en plusieurs doubles. On humecte bien la partie tachée avec la préparation et on frotte légèrement avec un linge fin. Si la tache est vieille, on chauffe l'étoffe à l'endroit où elle se trouve.

2° Mélangez bien de l'ammoniaque, de l'éther, de l'alcool, par parties égales; puis placez sur la tache un morceau de papier brouillard, que vous mouillez d'abord à l'aide d'une éponge imbibée d'eau pour le rendre plus absorbant. On humecte ensuite avec la mixture et on frotte la tache. En un instant, elle est dissoute, saponifiée, absorbée par l'éponge et le papier;

3° Voici maintenant pour enlever les taches de toute nature, aucune ne résiste : Versez, dans une bouteille à large encolure, deux litres d'eau de fontaine bien nette et bien pure; ajoutez gros comme une noix de cendres gravelées, une noisette de potasse, deux citrons coupés en tranches. Laissez digérer le tout pendant vingt-quatre heures. Filtrez ensuite la liqueur et conservez en flacons bien bouchés. Quand vous voulez agir sur la tache, vous l'humectez avec l'eau préparée, puis vous frottez immédiatement la place avec de l'eau fraîche.

Petites indications pour divers objets de toilette.

Les rubans fanés se lavent dans une mousse de savon froide. On les rince, on les secoue, on les étale sur la planche à repasser, on les couvre d'une mousseline et on les repasse pendant qu'ils sont humides.

Les femmes en deuil perdent souvent le long voile de crêpe anglais qui tombe de leur chapeau, et les garnitures de même étoffe de leur robe, non par l'averse, mais parce que la femme de chambre ne sait pas donner les soins que réclame ce tissu quand il est mouillé. Il faut le sécher au plus vite, de son mieux, en l'étalant bien, sans jamais l'approcher du feu. S'il est taché de boue, nettoyez-le à l'eau froide et, comme après qu'il a reçu la pluie, faites-le sécher loin du feu, ni à l'air, ni au soleil. Le crêpe anglais, devenu mou, doit être humecté d'eau-de-vie, puis enroulé autour d'un morceau de bois rond et poli (un rouleau enfin). On l'humecte encore à chaque tour et bien également partout.

Le lait peut être aussi employé pour humecter le crêpe et lui rendre sa couleur, mais à la condition d'être soigneusement épongé ensuite.

En deuil, on porte des bas de fil noir (en été; disons comment on les lave. Il ne faut pas employer de savon, mais une sorte de mousse faite au moyen de son (environ une tasse à thé) enfermé dans un sac de mousseline, plongé et agité dans l'eau tiède. On lave donc les bas dans cette préparation; au sortir de l'eau, on les roule dans une serviette, en pressant fortement, et on les fait sécher rapidement à la chaleur du feu, non en plein air.

En procédant de la sorte, les bas restent d'un beau noir, ne roussissent jamais. Mais si on avait négligé de prendre ces précautions, et si les bas noirs étaient devenus rougeâtres, on leur rendrait leur couleur en les faisant bouillir dans un litre d'eau, où l'on aurait jeté quelques rognures de bois de campêche.

Les chapeaux de feutre peuvent être arrosés par une ondée. Dans ce cas, ne les laissez pas sécher sans les brosser. Décousez tout de suite les ornements; commencez à brosser par le bord et continuez en tournant, toujours du même côté, jusqu'à ce que vous arriviez au centre, tout à fait au sommet de la calotte. Posez ensuite le chapeau sur un champignon et laissez-lui perdre toute humidité avant de l'enfermer dans l'armoire. Il sera aussi beau que neuf.

Pour enfermer les robes blanches, rien ne vaut un sac de papier bleu, très large, afin de ne pas froisser les garnitures, mais exactement fermé. Des cordons cousus à la robe à un endroit convenable sortiront du sac, pour les suspendre. Donnez aux robes de soie de cette couleur une seconde enveloppe de toile. Les corsages sont mis à part, dans des caisses, des boîtes appropriées.

Laissez aux traînes toute leur longueur.

Pour décrasser les cols des vêtements, faites dissoudre une partie de sel dans quatre d'alcool. Appliquez avec une éponge. Frottez bien.

Vous nettoierez bien le drap, la serge, les chapeaux de feutre, en trempant une brosse dure, aux soies courtes, dans de l'esprit d'ammoniaque. Frottez jusqu'à ce que les taches graisseuses aient disparu.

APPENDICE

***

Piqûres d'insectes.

Le séjour à la campagne est accompagné d'un grand tourment : nous voulons parler des moustiques ou cousins, dont la piqûre est insupportable. Piqué, il faut courir au jardin, arracher un oignon ou un poireau, en frotter la partie atteinte.

Héroïque autant qu'admirable.

Les feuilles de verveine odorante éloignent les nuisibles bestioles.

Les lavages à l'eau vinaigrée, à l'eau de fleurs de sureau défendent la peau contre ces insectes. L'eau de miel calme l'irritation qu'ils ont produite. (Une cuillerée à thé de miel dans un litre d'eau bouillante ; employez quand le liquide est tiède.)

La farine, appliquée sur la piqûre, enlève la rougeur, la démangeaison, la cuisson. Ce qui est encore bon et facile, c'est de couvrir la piqûre d'un peu de savon humide; laisser sécher la mousse sur la peau.

Enfin, une solution de menthol (en petite quantité) dans l'alcool est excellente, en lotions sur les parties douloureuses, contre toutes les morsures d'insectes, les piqûres de guêpes, d'abeilles, de cousins, et celles de l'ortie.

Beaucoup de femmes se servent de petits bâtons de beurre de cacao en guise de cosmétique. Si le cacao était additionné d'une certaine quantité (2 pour 100) de cocaïne, les petits bâtons procureraient un soulagement immédiat dans les cas signalés; il n'y aurait qu'à en frotter la partie atteinte : l'irritation diminuerait aussitôt.

Si une abeille avait pris une bouche fraîche pour une rose ou un front blanc pour un lis, et si on n'avait rien sous la main pour guérir cette blessure infligée par les travailleuses aimées de Virgile, on frotterait la piqûre avec une poignée de persil. La friction doit être continuée pendant quelques minutes.

Le chloroforme est aussi préconisé contre les moustiques. Il fait diminuer l'enflure causée par leur piqûre, disparaître la démangeaison et la légère douleur.

L'ammoniaque est également excellent pour ces petites morsures. Avant de l'appliquer, on cherche le dard de l'insecte qui s'est brisé en piquant et est resté dans la plaie minuscule. On l'en extrait soigneusement, puis on badigeonne la place rougie avec l'alcali.

Migraine et névralgie.

On recommande beaucoup les applications externes d'huile de menthe poivrée contre les affreuses douleurs de la névralgie.

Un médecin de campagne ordonnait, contre ce terrible mal, des cataplasmes de morelle noire (plante, baies), et ce simple remède amenait un soulagement rapide et soutenu.

Le même praticien faisait avaler une cuillerée de sel commun, dès qu'il voyait un malade en proie aux premiers symptômes de la migraine. L'indisposition disparaissait au bout d'une demi-heure. La médication est dure, j'en conviens, mais de combien d'heures de souffrance elle vous délivre.

La reine Victoria d'Angleterre, très sujette aux maux de tête dans son âge mûr, se faisait effleurer les tempes au moyen d'un pinceau fabriqué avec

des poils de chameau; au bout d'un quart d'heure,
S. M. Britannique était guérie.

Une négresse débarrassait sa maîtresse du même
malaise en lui appliquant des tranches de citron
sur les tempes, et en lui serrant fortement la tête.

Inflammations.

Les cataplasmes de pommes cuites donnent de
bons résultats dans les cas de furoncles et d'inflammation des paupières. Les feuilles de liseron broyées
et appliquées sur les furoncles sont aussi très efficaces.

L'insomnie.

Les Anglais, pour combattre le manque de
sommeil, se font préparer des oreillers recouverts
en poil de chameau et remplis aussi du poil de cet
animal.

Les cônes de houblon auraient la même propriété
et encore les oignons. On respire ces derniers; on
couche sur un matelas de cônes.

Le coryza.

Cette indisposition est de notre ressort, car elle enlaidit, elle ridiculise presque celui qui en est atteint. Vous connaissez ses conséquences : Un nez rouge et gonflé, des yeux larmoyants, une voix changée, la convulsion de l'éternuement, etc., etc. La beauté n'y résiste pas.

Il faut donc combattre le coryza dès le début.

En Angleterre, le vinaigre d'anémone est très employé. On en verse un peu dans le creux de sa main et on le respire jusqu'à évaporation complète.

Un médecin conseille, d'aspirer de l'eau salée plusieurs fois par jour, d'autres recommandent l'ammoniaque (on approche des narines le flacon qui le contient et on le retire rapidement, un peu de camphre en poudre aspiré à la manière du tabac donnerait de bons résultats.

TABLE DES MATIÈRES

DEUXIÈME PARTIE

SOINS CORPORELS EN GÉNÉRAL

TROISIÈME PARTIE

CONSEILS ET RECETTES

QUATRIÈME PARTIE

BIJOUX, CHIFFONS ET DENTELLES

APPENDICE

VICTOR-HAVARD, Éditeur

168, BOULEVARD SAINT-GERMAIN, PARIS

EXTRAIT DU CATALOGUE

Usages du monde

RÈGLES DU SAVOIR-VIVRE

DANS LA

Société Moderne

PAR

La Baronne STAFFE

50ᵉ *Édition*

1 fort volume in-18, relié en toile anglaise. — **4** fr.

Envoi franco contre mandat postal.

Les règles du savoir-vivre sont, il faut bien le dire, une préoccupation constante dans notre société moderne, où les usages et les modes ont subi une si profonde transformation dans ces dernières années.

C'est pourquoi Mme la Baronne STAFFE a cru pouvoir écrire ce nouveau Code des *Usages* **rajeunis**, des *Coutumes modernes* et des *Formules nouvelles* qui s'est répandu si rapidement dans le public.

Ce manuel résout tous les cas délicats et embarrassants en matière d'étiquette, et, à l'avenir, ceux qui craindraient de manquer aux mille nuances du *savoir-vivre moderne*, soit en matière de *visites, réceptions, demandes en mariage, fonctions des garçons et demoiselles d'honneur, correspondances,* etc., etc., pourront le consulter avec confiance sur tous les événements de la *vie mondaine.* C'est ce qui explique le succès et la réputation de cet ouvrage parmi les gens du monde et dans les familles qui ne trouvaient plus dans les ouvrages similaires *aujourd'hui démodés,* l'autorité que donne à celui-ci la notoriété mondaine et littéraire de la Baronne STAFFE.

ÉVREUX, IMPRIMERIE DE CHARLES HÉRISSEY

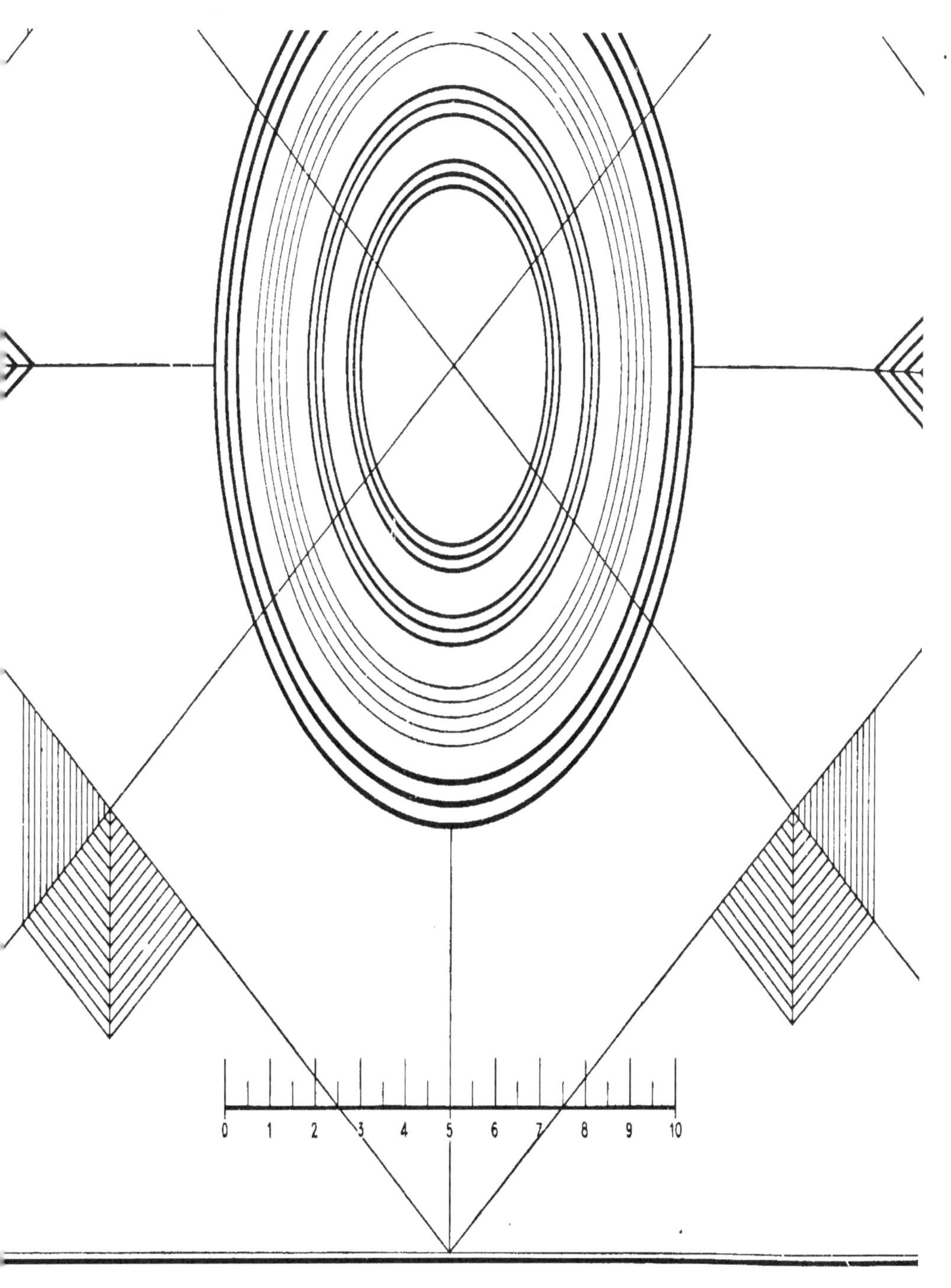

0 1 2 3 4 5 6 7 8 9 10
SERVICE PHOTOGRAPHIQUE